JN055718

# 医デ本

## 今日から現場で使いたくなる
## 医療デザインの入門実践書

一般社団法人 日本医療デザインセンター 著

# 目次

# 第3章 全国に広がる医療デザインの実践例 ・・・・ 59

# 第4章 今日から医療現場で使えるデザインの実践 ・ 139

# 第5章 医療デザインでの学び -受講生対談-・・・・ 167

序章
なぜ今、医療デザインなのか？

こんにちは、一般社団法人 日本医療デザインセンターの桑畑健と申します。日本医療デザインセンターは、「すべての人が安心して豊かに生きること」を目的に掲げ、医療従事者をはじめ、介護従事者や教育関係者、自治体、ヘルスケア企業などの様々な業種や職種の方々と活動している団体です。

この原稿を書き始めた 2022 年は日本中で新型コロナウイルスによるパンデミックが続いている状況下でした。2023 年 10 月現在、パンデミックのピークは過ぎたようにも見えますが、依然として健康に関する不明瞭で不安な状況は続いていると感じています。私たちの健康を日々守っていただいていている医療従事者のみなさまに心から感謝する日々です。

また、私たちの理事の中に、腰椎を破裂骨折して入院を経験した者がいます。下半身が動かせなかった状態から奇跡的に回復した彼は、そのときに看護師さんから受けた懸命な看護を一生忘れられないと語っていました。大変な時期はもちろん、これまでの、そしてこれからの医療従事者のみなさんの日々の使命感と行動力に感謝しています。

## ■「もっとなんとかしたい」という根源にある想い

いきなりですが『パッチ・アダムス』という映画をご存じでしょうか？ アメリカで "ホスピタルクラウン（病院の道化師）" として活動しているハンター・ドーティ・アダムス医師の実話に基づく 1998 年に公開された作品です。

「死を遠ざけるのではなく、生を高めるのが医者の務め」と語るアダムス医師は、患者さんたちとの交流の中で、笑ったり楽しんだりすることで患者さんの人生の質を上げることができると気がついたそうです。

みなさんも同じく、患者さんや身近で困っている人に対して「もっとなんとかしてあげられないかな」と日々考えているのではないでしょうか？ アダムス医師と同じように、**患者さんの " 病気 " ではなく " 人生 " と向き合いたいと思っているのではありませんか？**

そんな日々の思いに応えたいと考えて、今私たちは、この "医デ本" を書いています。
日々の医療行為の中でちょっとした工夫を実践するときに、異なる視点から見つめれば新たな発見が得られます。デザインを学ぶことによって様々な視点から物事を考察できるようになります。

私たちの究極の願いは「世界中の人々が自ら生き様をデザインし、生命への誇りと感謝に満ちた社会を実現する」ことです。

この"医デ本"を、そんな壮大なビジョンの実現の第一歩にします。

## ▎私たちが唱えるデザインは、日々の『創意工夫』

ここで、私たちの団体名称の一部にも使われている"デザイン"について説明させてください。デザインという言葉からは、広告デザイン、ファッションデザイン、プロダクトデザイン、建築デザインなどを思い浮かべる人が多いかと思います。しかし、私たちの唱えるデザインは、もう少し広義な、日々の"創意工夫"だと捉えていただくとわかりやすいかと思います。

私たちが唱える**デザインのベースには「もっとお役に立ちたい」という利他の思いがあります。**「もっとお役に立ちたい」思いを実現するために"今の課題は何か?"に考えをめぐらせ、様々な視点から考察し、創意工夫を行うのが私たちが考えるデザインです。医療でいえば、患者さんやその家族、さらに将来の患者さんたち（私たちも含まれます）の「生の質を高める」取り組みです。したがって**医療デザインは、医療従事者のみなさんが「今日から実践できるメソッド」**であることを大切にしています。

医療デザインの"基礎"には、『近代看護教育の母』とも言われるフローレンス・ナイチンゲールがいます。ナイチンゲールといえば、看護師だけでなく看護教育学者としても有名ですが、

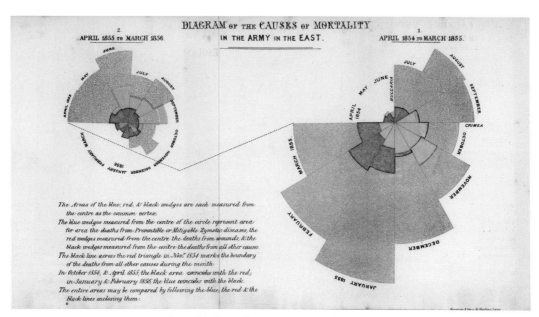

ナイチンゲールが考案した「鶏のとさか」と呼ばれる円グラフ。
クリミア戦争での負傷兵たちの死亡原因を、予防可能な疾病、負傷、その他に分けて視覚化している。

実は "統計学者" としても業績を高く評価されており、1858年には王立統計学会初の女性会員となっています。ナイチンゲールは、負傷兵がその後病院で亡くなってしまう人数のほうが、戦闘中にその場で命を落とす人数よりも多いという統計を "見える化" して政府に伝え、病院の衛生状態を改善させました。

これは "見える化" というメソッドを使って、人と社会を動かした "医療デザイン" の元祖ともいえる代表的な事例です。

"見える化" されると人は行動を促されます。他にも「思わず行動してしまう」行動変容の手法として "ナッジ" があります。医療デザインの実例を紹介する第3章で "ナッジ" をいかした事例もありますので楽しみにしていてください。

## ▌デザイナーが、医療をデザインしたいと考えたきっかけ

私桑畑は、20年以上に渡って医療分野のデザインを手がけ、大切なことをわかりやすく魅力的に見える化して伝えることに取り組んできました。一例に、病院の移転に伴って必要となった120名以上の大規模看護師採用プロジェクトの成功があります。また、初期研修医の応募が前年0名にまで落ち込んだ病院を、翌年、定員に「フルマッチ」する状態までV字回復させたブランディング支援にも医療従事者とともに取り組みました。

その一方で、さまざまな医療従事者と仕事をするうちに「今の医療の枠組みの中では、目の前の患者さんの願いを叶えてあげることができない」もしくは「病気になる前になんとかしたいのに、保険診療の枠組みの中では限界を感じる」などの現実も見てきました。これらの現実を目の当たりにしていくうちに、デザインの力を応用すれば医療をよりよいものにできるのではないかと考え、仲間とともに日本医療デザインセンターを立ち上げたのです。

日本医療デザインセンターの理事は、医師や理学療法士、作業療法士などの医療従事者から、デザイナー、IT開発者、メーカーの企画者、エンターテインメント業界のプロデューサーなど、各分野のプロフェッショナルが集まっています。

当団体に入会した病院・クリニック・介護施設・薬局などの経営者からなる「デザイン経営会」では、毎月ディスカッションと実践を重ねて、さまざまな現場の課題解決に取り組んでいます。さらに2022年秋には「医療デザインアカデミー」というオンライン講座を立ち上げました。医師や看護師をはじめ、現場で試行錯誤する現役のメンバー25名を対象に、医療デザインをそれぞれの地域や職場で実践できることを目指して活動しています。

この"医デ本"を読んでいただきたいのは、医療や介護の現場で「よりよい医療・ケアを実践したいと考える」あなたです。

医師、看護師、ソーシャルワーカー、リハビリスタッフ、事務職員など、職種は問いません。"医デ本"での学びから創意工夫を実践して、医療現場や介護現場でのイノベーションをどんどん生み出していただきたいと心から願っています。

## 医療デザインを実践するための道しるべ

話をデザインに戻しましょう。「デザインとは創意工夫である」と説明しました。

「もっとお役に立ちたい」という思いに始まり、次に「そもそも、なぜこうなったのか」という"問い"が必要です。この"問い"からアイデアや創意工夫が生まれます。

ビジネスの世界でも「よい発想は、よい問いから生まれる」といわれています。日々の仕事、同僚との連携、患者さんのケアなど、さまざまな場面で"思い"と"問い"をめぐらせてみましょう。**あなたの"思い"と"問い"が、目の前の患者さんの生を高め、人生をより豊かにすることにつながるでしょう。**

みなさんには"医デ本"で得た知恵を、実践していただけることを意図して、次のような構成になっています。

第1章では、医療現場にいるみなさんの多くが肌で感じている**現在の医療における社会課題を確認していきます。**地域で顕在化している課題から、地球単位で考えるべきテーマまでを学び視野を広げましょう。その視野をもとにした考察が、"問い"につながっていきます。

第2章では「そもそもデザインとは何か?」そして、これまでデザインが社会に対して果たしてきた役割を紐解きながら、**デザインを医療に応用する可能性について記します。**この章を通じて、デザインで医療をよりよくできる可能性を感じてもらえたら幸いです。

第3章では、「医療デザインで医療の何が変わるのか?」というテーマで、各地で芽吹いている医療デザインの事例を紹介します。事例は、医療のトップランナーといわれる人から、地域でユニークな取り組みをされている方まで。日本医療デザインセンターの理事が現地まで取材に訪れたものや、現場の担当者から直接お話を伺ったものを中心に構成しています。**あなたの現場で参考になる事例が1つでも見つかることを願って、集めたエピソード**です。

第4章には、「今日から医療現場で使えるデザインの実践」というテーマで、3章までを読んで「私もやってみよう！」と思ったあなたが、**実践の第一歩を踏み出すための具体的な手法を記しました。** 私たちが実際におこなった活動のプロセスを紐解きながら、チームで魅力的な企画を生み出す手法から、試作の大切さ、当日のアウトプットまでを一緒に考えていきます。

第5章では私たちが企画・運営している医療デザインアカデミー（旧称：医療デザイン大学）の受講生3名と、医療デザインアカデミーの"学長"を務める外科医の野﨑礼史さんとの座談会を掲載しました。

この数年で誰よりも医療デザインを学び実践してきた野﨑さんと、2023年の7月に医療デザインアカデミーのベーシックコースを修了したばかりの"できたてホクホク"の受講生の対話になります。

「デザイン＝院内に掲示されるポスター装飾」だと思っていた野﨑さんは、医療デザインとの出合いによって、「医療デザインには医療に変革をもたらす可能性がある」と感じて、活動に取り組んでいます。医療デザイン大学のベーシックコースを経て、今まさに自身の現場で実践を加速させている3名の受講生との対談を通じて、**ロジックだけでは説明できないデザインの可能性を感じていただけるでしょう。**

従来の診療・看護・介護に医療デザインの力が加わり、あなたの目の前でかかわる患者さんの笑顔を増やせたら、あなた自身の働きがいや人生の質も高まるのではないでしょうか。

そして、患者さんと働く人の双方が幸せを積み重ねることで、よりよい社会につながっていくと私たちは確信しています。

医療をもっとよく、人生の質を高めるために。
医療デザインを探求する旅に出かけましょう！

一般社団法人 日本医療デザインセンター
代表理事　桑畑 健

# 第1章
## 現代の日本が抱える医療の課題

# 医療分野の社会課題は？

医療デザインを学び、実践すればどのような課題が解決できるのでしょうか。デザインの話に入る前に、まず日本の医療の課題をマクロな視点から整理してみましょう。

本書で示すのは氷山の一角であり、海面の上からは見えざる課題がさらに多数存在します。とはいえ、まずは全体像を把握し、このまま潮の流れに身を任せていたら巨大な船がどこへ向かおうとしているのかを押さえておく必要があります。

本書で何度も出てくる「社会課題」という言葉ですが、医療や介護の現場ではもしかしたら馴染みのない言葉かもしれません。本書では「社会課題」とは、社会全体でこれから先に解決していくべき課題のことと定義します。社会といっても、世界規模のものから特定の国や地域を指すものまで「社会」の範囲はさまざまです。あくまで「課題」なので、今日対処して明日には解決されるような緊急性のものではなく、環境問題、少子高齢化、経済格差、人権、食糧危機やエネルギー供給などが代表的な「社会課題」として挙げられます。

持続可能な開発目標をあらわす『SDGs：Sustainable Development Goals」でも17のゴールと169のターゲットがあるように、「社会課題」は多岐に渡ります。本書では「社会課題」の中でも医療分野に絞って考察を進めていきたいと思います。

図1-1. ウェルネスの社会課題

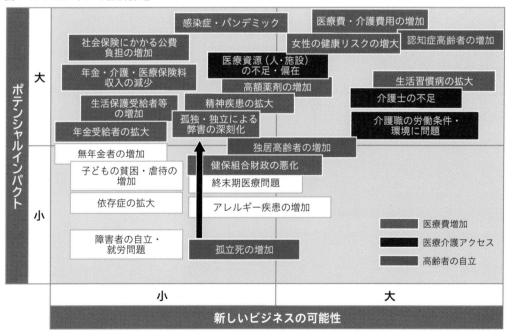

引用）三菱総合研究所『未来共創イニシアチブ』イノベーションによる解決が期待される社会課題一覧（2021年度版）

前ページの図で示されている「社会問題」の中には、日々の業務の中で強く実感できる項目もあるかと思います。これらの「社会問題」をデザイン思考でいう「課題設定」をおこなうと「社会課題」となります。「課題設定」については第2章以降で詳しく述べていきますが、ここでは、「問題」は悪い状況そのものを指し、「課題」は悪い状況に対して、取り組むことができる状態になったこととご理解ください。上図のウェルネス分野の「社会問題」を整理して課題設定すると下図のような「社会課題」としてまとめることができます。ここで示した「社会課題」をイメージしなら第1章を読んでいただくとより理解が深まると思います。

図1-2. ウェルネス分野の代表的な「社会課題」

| | | |
|---|---|---|
| (1)生活習慣病による医療費の増大 | ➡ | 予防と重症化防止の技術向上、対策強化 |
| (2)医療サービスへのアクセスが不十分 | ➡ | 地域に制約されないサービスと品質の提供 |
| (3)介護人材の不足が深刻化 | ➡ | 質と生産性を兼備する「科学的介護」の拡大 |
| (4)メンタルヘルスを損なう人の増大 | ➡ | 予防から治療・社会復帰までのサポート |
| (5)女性の健康リスクが増大 | ➡ | 製品と社会制度の両面で女性の健康に配慮 |
| (6)孤独と孤立による弊害の深刻化 | ➡ | 予備軍早期発見・予防策実施と弊害の軽減 |
| (7)パンデミックの頻発・深刻化 | ➡ | 予防・拡大防止、社会のレジリエンス向上 |

引用）三菱総合研究所『未来共創イニシアチブ』イノベーションによる解決が期待される社会課題一覧（2021年度版）

# 超高齢社会における医療費の増大

日本が「高齢社会」に突入したのは1994年のことです。高齢社会の定義は、65歳以上の割合が全人口の14%を超えることで、21%以上では「超高齢社会」と呼ばれます。この21%を突破したのが2010年で、2022年には29.2%に達しました（図1-2.参照）。

すでに**世界で最も高齢化率が高い日本では、今後も高齢化率が上昇し続けると予測されています。**これは死亡数が出生数を上回っているので、総人口が減少しても高齢者人口が増え続けるためです。2040年には総人口1億1千万人に対して、65歳以上の人口が3,920万人（35.3%）で75歳以上の人口は2,239万人（20.2%）になると試算されます。

2022年の時点で、75歳以上の高齢者の総人口に占める割合は15.5%。しかし、高齢になるほど、1人あたりの医療費は多くかかるため、かかる医療費は全体の39%を占めます。また高齢化率だけでなく年齢にも着目する必要があります。2022年時点での日本人の平均寿

命は男性が81.05歳、女性が87.09歳と、日本は世界で有数の長寿国です。2022年の総務省による推計では、2070年には男性85.89歳、女性91.35歳まで伸びる見通しのため、**単純に計算すれば高齢者の人口増加を上回るペースで医療費が増大していくことは、避けられない状況といえるでしょう。**

図1-2. 高齢化の推移と将来推計図

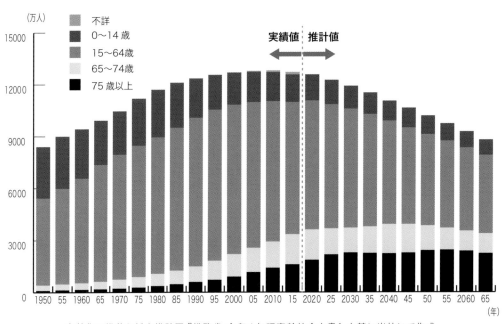

高齢化の推移と将来推計図『総務省 令和4年版高齢社会白書』を基に当社にて作成

国民1人あたり生涯にかかる医療費を推計した生涯医療費も、厚生労働省により毎年公表されています。**統計によると、男性は約2,600万円、女性は約2,800万円が一生のうちにかかる医療費で、うち半分は70歳以上で必要になります。**

2018年に厚生労働省が行った試算によれば、医療費は現在の40兆円前後から2030年には60兆円を突破すると見込まれています。日本の医療制度の中心にあった国民皆保険制度を含め、社会保障制度そのものの存続を危ぶむ声が大きくなってきました。

医療費の他にも介護費も増大していくことを忘れてはなりません。2018年度時点で総額11.4兆円が2030年度には19.9兆円に増えると、厚生労働省は予測しています。
医療・介護にかかる総コストはすでに社会全体に重くのしかかっていますが、現役世代が減る中で高齢者が増え続けている現状、バランスが崩れる方向に向かっているのは誰が見ても明らかでしょう。

図1-3. 生涯医療費（男女計）令和元年

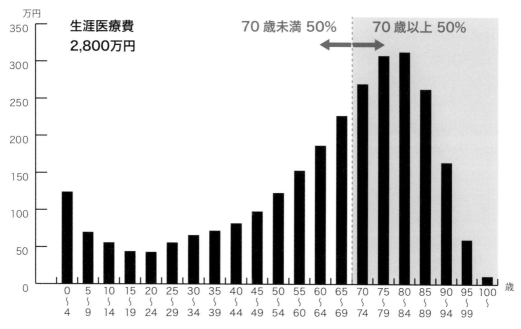

出典：厚生労働省『生涯医療費』を基に当社にて作成

ここで重要になるのが、健康寿命すなわち「健康上の問題で日常生活が制限されることなく生活できる期間」です。2019年の健康寿命は男性72.7歳、女性75.4歳ということは、**平均して9～12年の健康とはいえない期間があることになります。**

図1-4. 日本人の平均寿命と健康寿命の差（2019年）

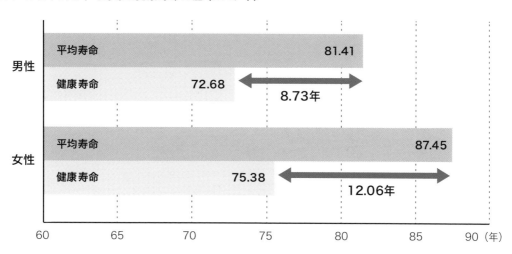

出典：厚生労働省 e-ヘルスネット 平均寿命と健康寿命「図2.平均寿命と健康寿命の差（2019年）」
を基に当社にて作成

健康寿命の面でも日本は世界有数の長寿国です。そのため、**高齢化が進行する中で、年齢を重ねても多くの人が心身ともに健やかに生活できる社会を実現していくことが重要です。**それが社会保障制度の存続にもつながることでしょう。

## ▌急性疾患中心の時代から、慢性疾患（NCD）中心の時代へ

日本人の死因は、明治時代中期から大正末期までは肺炎や気管支炎が、その後1950年までは結核がトップでした。その後の30年間は脳血管疾患が、1983年以降は悪性新生物（がん）が最も多くなっています。こうした変化は死因に限ったことではなく、疾病の構造そのものが変わっているのです。

**細菌やウイルスなどの病原菌が原因で起きる感染症をはじめとする急性疾患が中心の時代から、がんや循環器の疾病など生活習慣病といわれる慢性疾患のリスクが高まってきている時代へと変化しています。**これら慢性疾患を総称して、WHOは非感染性疾患（Non Comunnicable Diseases＝NCD）と呼んでいます。

図1-5. 主な死因別にみた死亡率（人口10万対）の年次推移

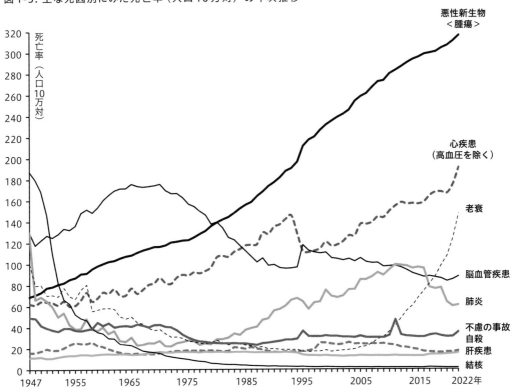

引用：「慢性疾患自己管理ガイダンス」（日本看護協会出版会）

長年、WHOの取り組みはポリオや天然痘、コレラやHIVなどといった感染症への対応が中心でしたが2008年にNCD（非感染性疾患）へのアクションプランを制定し、対策に力を入れてきました。

しかし死因の60%を占めていたNCDの割合は、2015年に71%にまで増加しています。こうしたNCDへの対策が成果をあげれば、貧困国を中心に820万人の生命を救い、40兆円以上の経済効果が見込まれています。

図1-6. 急性疾患と慢性疾患の違い

|  | 急性疾患 | 慢性疾患 |
|---|---|---|
| 初期 | 急速 | 多くの原因 |
| 原因 | 1つの原因 | 徐々に |
| 期間 | 短期 | 不定 |
| 診断 | 一般に正確 | 不確かなことが多い |
| 診断用検査 | 大体、確定的 | しばしば、限られた意味しかない |
| 治療 | 一般に治癒する | 治癒はまれ |
| 専門職の役割 | 治療の選択と実施 | 指導者でありパートナーである |
| 患者の役割 | 指示にした従う | 医療従事者のパートナーでもあり、日常管理の責任をもつ |

引用：「慢性疾患自己管理ガイダンス」（日本看護協会出版会）

## 多くの医療費を必要とする慢性疾患

具体的に慢性疾患の特徴を、急性疾患と対比して考えてみましょう。
慢性疾患は、複数の原因が絡み合っているため、診断も不確かなことが多いと考えられています。治療しても「治癒はまれ」とされるので、疾患の進行を食い止めたり、遅らせたりすることが重要だといえるでしょう。結果として、治癒はできないものの、長期間にわたっての治療を行うため、保険料を含めて多くの医療資源が消費されることとなります。

図1-7. 傷病分類別にみた医科診療医療費（2020年）

| 傷病分類（一部抜粋） | 医療費 |
| --- | --- |
| 感染症・寄生虫症 | 5,634億円 |
| 新生物（腫瘍）<br>（うち悪性新生物） | 4兆6,880億円<br>（4兆1,252億円） |
| 内分泌、栄養および代謝疾患<br>（うち糖尿病） | 2兆0,852億円<br>（1兆1,833億円） |
| 精神および行動の障害 | 1兆8,982億円 |
| 神経系疾患（アルツハイマー病含む） | 1兆5,530億円 |
| 循環器系疾患<br>（うち高血圧性疾患）<br>（うち心疾患）<br>（うち脳血管疾患） | 6兆0,021億円<br>（1兆6,919億円）<br>（2兆0,420億円）<br>（1兆6,919億円） |
| 呼吸器系疾患 | 1兆7,153億円 |
| 消化器系疾患 | 1兆7,399億円 |
| 腎尿路生殖器系の疾患 | 2兆2,733億円 |
| 筋骨格系および結合組織の疾患 | 2兆4,800億円 |
| 損傷、中毒および外因の影響<br>（うち骨折） | 2兆4,274億円<br>（1兆5,526億円） |

「令和2年度 国民医療費の概況｜厚生労働省」をもとに作成

2020年に使われた国民医療費43.0兆円のうち、医科診療費は30.8兆円です。厚生労働省の統計を見ると、どのような疾病に費用が多くかかっているのかがわかります。
**「慢性疾患は国民の医療費の3割を占める」**といわれますが、慢性疾患の代表格である高血圧や糖尿病の治療には表にあるように年間多額の医療費がかかっています。

図1-8. 生活習慣病の医療費に占める割合

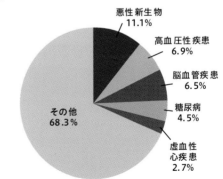

悪性新生物 11.1%
高血圧性疾患 6.9%
脳血管疾患 6.5%
糖尿病 4.5%
虚血性心疾患 2.7%
その他 68.3%

「平成22年度 国民医療費｜厚生労働省」をもとに作成

透析の治療には1か月・患者さん1人あたりで「外来血液透析で40万円、腹膜透析（CAPD）では30 ～ 50万円程度が必要」に対して、高額療養費の特例により患者さんの自己負担は1万円が上限です。（国民1人あたりに使う医療費を均して単純計算）

## 増大し続ける透析患者数

日本透析医学会の調査によると、慢性透析患者の総数は約33万6千人で、40年間一貫して増え続けています。このうち約92,000人は10年以上透析治療を続けており、25年以上の患者さんも15,000人以上います。このように**治療が長期にわたって必要となりやすいのも慢性疾患の特徴です。**医療費の増大という点でも、QOLが低下する人が増えるという観点からもインパクトの大きい数字といえるでしょう。

こうした慢性疾患は予防が重要なのは言うまでもありません。遺伝性による先天的な腎炎もありますが、後天的な原因で起こる腎臓病も多いです。

腎臓病の予防方法として、尿やむくみのチェックや血圧の管理などと、適度な運動と肥満の予防、適度な水分補給や節酒、禁煙などが全国腎臓病協議会のガイドラインにも掲げられています。**こうした予防方法がより浸透するだけでなく、国民の間で広く実行されれば慢性患者の数は着実に減らせるのではないかという仮説が立てられます。**

図1-9. 慢性透析患者　透析歴分布の推移, 1988-2021

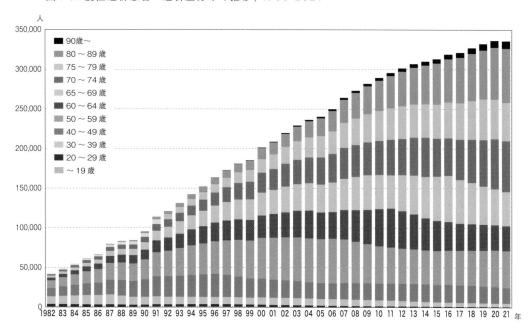

出典：日本透析医学会「わが国の慢性透析療法の現況（2021年12月31日現在）」を当社にて改訂

## 生活習慣の改善が、慢性疾患を予防する

しかし2023年現在、**日本の医療保険は予防の領域をほとんどカバーしていません。**
「予防医療」や「健康診断」には、すべて医療費抑制効果があるわけではないので、医療費抑制を目的とする場合でも、効果のある方法を選抜するにはエビデンスに基づいた慎重な議論が必要となるでしょう。

「適度な運動をしよう」「あぶら物や塩分を控えよう」「タバコは健康にとって害しかない」こうした健康増進のための行動指針は、あらゆる場面で目にします。こうした標語を見聞きしたことがない人は、ほぼ存在しないと言ってもいい状態にもかかわらず、慢性疾患に悩む人は増え続けています。**生活習慣病という名前の通り「生活習慣の改善が重要」と頭ではわかっていても、取り組まない人が多いのも事実です。**

農林水産省が2018年、全国3,000人に対して「生活習慣病の予防や改善に関する食意識や実践について」調査したところ、68.2％が「いつも気をつけて実践」「気をつけて実践」と回答しました。一方で30％以上が「あまり気をつけて実践していない」（27.1％）または「全く気をつけて実践していない」（4.3％）と回答しています。

さらに「実践していない理由」の質問には
- ・「面倒だから取り組まない」…**46.7%**
- ・「病気の自覚症状がない」…**33.9%**
- ・「生活習慣を改善する時間的ゆとりがない」…**29.4%**

（複数回答可）という結果が得られました。

**慢性疾患には異変を感じるまで時間がかかる場合が多い反面、症状が表れる頃にはかなり進行していたというケースもあります。**いわゆる「病気になってから後悔する」パターンです。また「やりたいことをガマンしてまで長生きをするのが本当に幸せといえるのか」という問いもあるでしょう。

そこで私たちは、身体的な寿命、健康寿命に加えて、幸福をどう感じるかについても考えるべきなのではないでしょうか。

# 幸福＝ウェルビーイングとは何か

## ウェルビーイングは1946年に登場した言葉

「幸福」を表す言葉として、広く「ウェルビーイング（well-being）」が使われるようになりました。SDGsで掲げられる目標の1つに登場するため、最近の言葉のように感じられますが、1946年のWHO（世界保健機関）の設立時に登場した言葉といわれています。

SDGsの原文は「GOOD HEALTH AND WELL-BEING」で、日本語では「すべての人に健康と福祉を」と訳されました。またWHOの憲章には「健康とは、疾病や病弱状態を指すのではなく、肉体や精神、そして社会的にも完全に満たされた状態」と書かれています。（原文："Health is a state of complete physical, mental and social well-being and not merely the absence of disease or infirmity."）

**心身の状態のみならず、幸せという感情をもつことや社会と適切で良好なつながりを維持できれば「健康」といえると解釈できます。**これに対し、一分一秒でも長く寿命を引き延ばす延命治療は、治療を受ける本人や家族にとって幸せといえるかどうかについては個別性も含めて議論の余地があるのではないでしょうか。

## 延命治療とリビング・ウイル

ニュージャージー州の最高裁が、植物状態だった20代の患者の人工呼吸器を外すことを認める判決を下したのは1976年のことです。同年に日本では、患者自身が回復の見込みなく死期を悟ったとき「延命治療を断る」権利を持つべきだとして日本尊厳死協会が発足しました。21世紀になり、死に方を自らの意志で選ぶリビング・ウイルの考え方が定着しつつあります。実際に9割以上の高齢者が「延命治療は行わず、自然に任せてほしい」と回答した調査結果も報告されています。（出典：内閣府「高齢社会白書」2012年）

人工呼吸や人工栄養、人工透析などにより、本人や家族が終活の時間的猶予が確保できるのは延命治療のもたらす利点といえます。家族や友人など大切な人との別れを惜しんだり、財産処分や相続の準備に使ったりすることも可能です。それでも終末期の延命治療によって、患者さんが健康を取り戻し、幸福感をもって過ごせる確率は残念ながら極めて低いといわざるを得ません。

逆の表現をすれば、本人や家族にとっても、一分一秒単位で生命を長く延ばすことよりも「最期は自然に任せたほうが苦しい思いをしないで済む」という考え方が浸透してきたといえる

のではないでしょうか。すなわちただ生命が続くだけでなく、幸福な状態を重視するように
なってきた証とも考えられます。

## ACPの認知向上と普及の重要性

こうした延命治療とリビング・ウイルの課題に対して、**自身が終末期にどのような医療・ケ
アを望むのか、「事前指示書」を作成すること、またその過程であるACP（アドバンス・ケア・
プランニング）が一般に広く浸透することも重要になります。**

厚生労働省の「人生の最終段階における医療・ケアの決定プロセスに関するガイドライン」
では次のように終末期の医療およびケア方針を決めるように手順を定めています。

図1-10. ACP（アドバンス・ケア・プランニング）

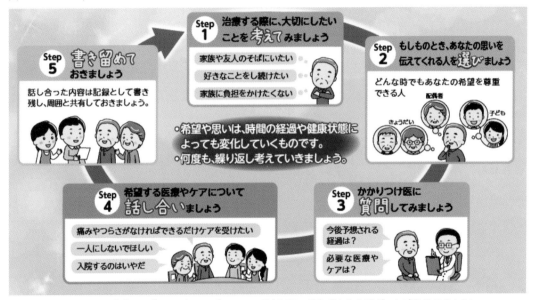

出典：大阪府「アドバンス・ケア・プランニング（ACP、愛称『人生会議』）をご存じですか？」
https://www.pref.osaka.lg.jp/iryo/zaitaku/acp-zinseikaigi.html

専門的な医学的検討を経て、医師など医療従事者から適切な情報の提供と説明が必要。
本人と医療・ケアチームとの合意形成に向けた十分な話し合いを踏まえた本人による意
思決定を基本とし、多専門職種から構成される医療・ケアチームとして方針を決定する。

時間の経過や心身の状態の変化などから本人の意思は変化する可能性がある。そのため
医療・ケアチームにより、適切な情報の提供と説明を行い、本人が意思をその都度示し、
伝えることができるような支援が行われることが必要である。
家族なども含めて行われた話し合いの内容はその都度、文書にまとめておく。

これは、本人の意思が確認できる場合の流れであり、とてもシンプルなものです。本人の意思が確認できない場合は「本人の意思を家族が推定した内容が尊重される」と定められています。そして本人の意思を家族が推定できない場合は「本人にとって何が最善か」、医療・ケアチームが本人に代わって家族らと話し合って決定することになります。

在宅医療のパイオニアであり、ACPの普及活動を続ける一般社団法人エンドオブライフ・ケア協会代表理事の小澤竹俊医師は、本人以外が意思を推定し、決定する難しさを次のように語っています。

**「自宅か入院か。胃ろうをつけるか、つけない選択をし自然に任せるのか。どちらを選んでも、本当に正しかったのかと後悔や疑念が残るものです。そのときに決断の苦しみをわかってくれる誰かが近くにいるか」**

「ACP」「人生会議」の認知度は2018年時点では、医師や看護師でも2割程度で、一般市民の間では3%ほどにとどまっていました。その後の経過で、普及が進んだとしてもまだ広く認知された状況とはいえないでしょう。（出典：厚生労働省「『ACP』認知度調査」）

コロナ禍には、お見舞いなどの制限から入院した家族の最期を一緒に過ごせないといった悲しい出来事も起こりました。どのような最期を希望するか、そして本人や家族が幸福を感じられる形が守られるようにACPのもつポテンシャルはもっと活用されてよいのかもしれません。

# 医療の範囲を「治療」から「全人的ケア」へ

## 予防の定義

人々が幸福に過ごせる期間をできるだけ長くするために、医療はどのような役割を担うことができるでしょうか。私たちは長く健康でいるために、普段の生活の中でさまざまな疾患の予防となる行動を心がけています。

●一次予防：自らの意志で、または誰かの指導を受けて行う生活習慣の改善や予防接種、健康に関する知識の習得など病気を遠ざけようとする行為。

●二次予防：病気になっても早期の検査により発見と治療開始を早めることで、重症化を防ぐもの。健康診断なども含まれます。

●三次予防：治療が必要な場面におけるリハビリテーションや保健指導を通じて、回復促進や再発防止を行います。

ここで紹介した予防の定義を踏まえると、とくに三次予防の領域には、社会で広く使われている予防と治療がオーバーラップするとわかるでしょう。この三次予防に含まれる治療の領域では公的な医療保険を利用できます。ただ一次予防にあたる行為の中ではほぼ利用できません。医療の中心は、病気の診断やそれ以降の治療がメインだからです。

図1-11. 予防と治療の全体像

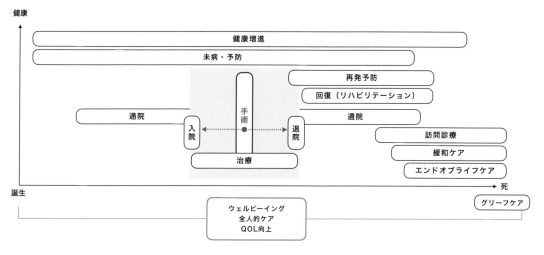

## 予防の推進は、医療費・介護費の削減へ

三菱総合研究所の試算によると、**特定の一次予防を推進・普及させれば2030年の時点で3,000億円の医療費と1兆2,000億円の介護費が削減できるとされます。**

「特定」とは、2030年までに実用化が可能と期待される一次予防にかかわる医療技術を指し、具体的には生活習慣病を始めとする糖尿病やニコチン依存症、認知症、うつ病、高血圧、運動不足、肥満、筋力低下による骨折の8領域を指します。これらの領域に対する医療技術が社会に浸透した場合のシミュレーション結果です。

病気を罹患している期間が短縮されるだけでなく、75〜80歳程度の一般的に要介護度が進行しやすい年代のQOLが向上し、**要介護の人口が全国で約72万人減らせるというものです。**（出典：三菱総合研究所「2030年の予防医療のインパクト」）

## 歯科定期検診による予防効果と実績

次に予防歯科の先進国といわれるスウェーデンの事例を見てみましょう。日本でも、定期的に歯科検診を受けることが歯を守ることにつながるという予防歯科の重要性は定着してきました。厚生労働省がまとめる「歯科疾患実態調査」によれば、80〜84歳以上で自分の歯が残っている数は平均で15.3本との報告がまとめられています。これは30年前の5.1本の約3倍にあたる数字であり、予防歯科の成果が着実に上がっているといえるでしょう。

一方のスウェーデンでは2013年時点の統計で21.1本を記録しており、厚生労働省が「8020運動」で掲げる「80歳で20本の歯を持てるように」という目標をすでに高い水準で達成しています。

図1-12. 歯の状況（20本以上の歯が残っている人の割合

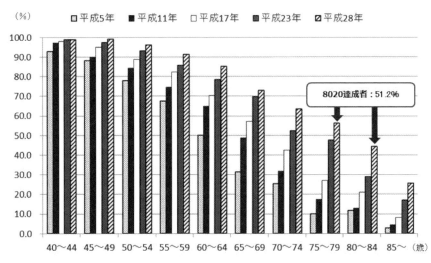

出典：「平成28年歯科疾患実態調査」厚生労働省

この背景には、歯を失う主要な原因であるう蝕（むし歯）と歯周病の予防に取り組む国家的プロジェクトの存在がありました。

60年代まではスウェーデンでも「むし歯ができたら歯医者さんで治療してもらう」という対処療法の考え方が主流でしたが、**医療費の増大を懸念して1970年代から国家戦略として予防に取り組まれてきたということです。**

図1-13. スウェーデンと日本における予防への取り組みの比較

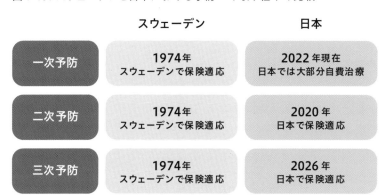

出典：「歯科疾患実態調査」厚生労働省

現在、スウェーデンでは多くの人が定期的に歯科医院に通って疾患の予防を行う習慣が根付いています。**スウェーデンにおける歯科定期検診の受診率は全国民の80％以上に対して日本での受診率は10％未満です。**

スウェーデンではむし歯や歯周病の予防に保険が適応されるのに対して、日本では発症前の予防段階で保険が適用されるのはフッ素塗布のみ（2023年1月現在）で、それ以外は自費治療で行わなければなりません。

そして歯や口の健康が長く保てることが、医療費そのものの削減にもつながるという調査結果も出ています。2011年、トヨタ関連部品健康保険組合は年2回以上、歯科医院で歯石除去などを行った600人あまりの総医療費について調べました。

図1-14. 歯科の定期検診を受けることによる総医療費の推移

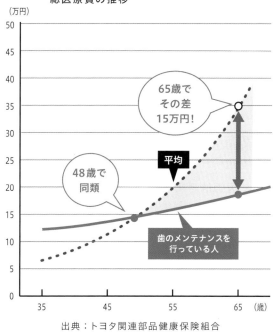

出典：トヨタ関連部品健康保険組合

定期検診を受診した人は48歳までの総医療費は平均より高かったものの、49歳を過ぎると平均を下回る結果となりました。65歳になると平均が35万円に対し、定期受診の人は20万円以下となり、年齢が上がるとともに差が拡大していくことがわかりました。

## 医療に求められていることは、医療保険制度の範囲内にとどまらない

P26の図1-11で紹介したようにの図でも紹介したように、健康が長く保たれ、もし病気で損なわれた場合にも治療によって回復できる暮らしを支援するのが医療の役割と定義した場合、医療に求められているのは現行の保険制度がカバーする領域だけでなく、以下のようなものではないでしょうか。

●病気にならないための：「予防」「未病」「検査・診断」
●病気になったあとの：「検査・診断」「治療・緩和」「リハビリテーション」

結果として、より多くの人が希望する場所、方法で穏やかな最期を迎えることにもつながるはずです。

## 患者の求める幸福に寄与する医療のあり方

ここで、ある美容外科の開業医のエピソードを紹介します。もとは心臓血管外科の専門医として高難度の手術を次々と成功させていた医師が、美容の道を選んだのは2人の患者さんの言葉がきっかけだったそうです。

1人は緊急の心臓手術の甲斐あって一命をとりとめた患者さん。この方からは「なんでわざわざ手術などしたのか。あのまま死にたかった」という衝撃の言葉を浴びせられました。

もう1人は、命に直接関わるものではない皮膚の手術をしたときです。手術後、患者さんが長年の悩みの種だった肌のトラブルが解決したことに感激し、涙を流しながら何度も感謝の言葉を送られました。
ここで医師は考えます。「生命を直接救ったにもかかわらず、本人にとっては望んでいないことだった。一方で、心の底から喜ばれる医療があることも知った。私は医療の技術を人の幸せに使いたいのだと気づいた」

心臓手術によって生命を救った事実や医師としての行動は尊いものです。ただ、後に美容外科クリニックを開業した医師の例は、**疾患を治すだけの役割ではなく、患者さんの幸福に大きく貢献する医療の可能性を表している**とも言い換えられます。

# 力を合わせれば社会課題は解決できる

## 難しい予防への行動変容

ウェルビーイングを実現するには予防や未病が大切です。運動不足の解消や食生活の改善など、多くの国民は「耳にタコができる」ほどに健康に関する情報を浴びています。それにも関わらず、生活習慣病が激減したという話は聞きません。むし歯は減ってきましたが、スウェーデンほど予防のための歯科検診が浸透していないために、まだ世界の「健康先進国」には水をあけられています。

先ほど「太り気味の人は減量すべきだ」「あぶら物をたくさん接種するのは負担がかかるのでよくない」「禁煙」という指針や標語、努力目標を示しても、人の行動が変容するわけではないことを説明しました。**慢性疾患のように目に見えづらく、ただちに不便が生じるわけではなければ、なおさらでしょう。**

本人の心がけや粘り強い指導のおかげで、**1人ひとりの「個別の行動変容」によって症状が改善できたとしても「社会全体の行動変容」はとても困難です。**実際に2000年から2010年、特定健康診断が実施され、いわゆる「メタボ」該当者に対して、血液検査や腹囲の測定や生活習慣の改善を促す取り組みなどが行われました。

国が掲げた数値目標のうち達成できたのは、メタボリックシンドロームを認知している国民の割合の増加のみでした。メタボリックシンドロームの該当者や予備群、高脂血症の減少は「開始前と変わらない」という評価に終わっています。**義務付けたり、強制したりすることなく、多数の人の意識や行動を変えるのは簡単ではありません。**

## イギリスの減塩の事例から見える「社会の行動変容」の可能性

しかしイギリスでは、異なる立場の人たちが知恵を集め、多くの国民の健康に寄与したケースもあります。それは、**国を挙げて減塩対策に取り組んだ結果、塩分の摂取量が8年で15%減少し、虚血性心疾患と脳卒中の患者が4割減少したというものです。**経済効果に換算すると、なんと2,000億円を超える医療費削減がもたらされました。

かねてから塩分の過剰摂取が課題になっていたイギリスで、政府が注目したのは「パン」でした。最も多く塩分を摂取していた食品がパンだと調査から明らかになったためです。しかし、パンを製造する大手食品メーカー側としては塩分量を減らした結果、「味が変わった」と売上が落ちてしまう可能性への懸念が残ります。

そこで採用されたのは、年月をかけて少しずつ食塩を減らす方法でした。裏付けとなったのは、段階を経て徐々に塩分を減らしたパンを食べても、多くの被験者が「味は変わっていない」と回答した実験結果です。こうしたデータを背景に、「業績に影響は受けずに国民の健康に寄与する」ことが説得材料となり大手メーカーの多くが加盟する製パン業者の団体から協力が広がっていきました。年が経つにつれ協力メーカーが増加したことで、摂取される塩分がさらに減る流れへとつながっていったのです。

このように、**1つの社会課題に対し行政やNPO、企業や教育期間、市民などが組織の立場を越えて、解決に向けた取り組みをコレクティブ・インパクトと呼びます。**
行政や食品メーカー、メーカーの業界団体や減塩の研究チームが、強みを発揮した結果といえるでしょう。コレクティブ・インパクトは、1つの組織や立場だけでは解決できない複雑な社会課題を「みんなの知恵と力」で解決する方法として注目されています。

図1-15. コレクティブインパクト

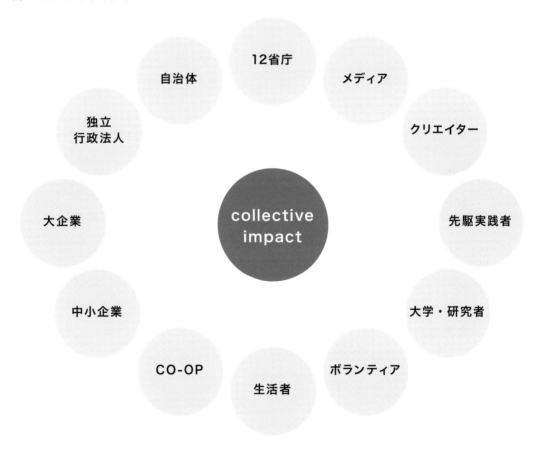

出典：石川淳哉『ソーシャルグッドプロデューサー育成塾』の資料を基に当社にて作成

## 医師会と行政が協力して、自宅での看取り率を向上した横須賀市

国内で医療やケアに近い話題でも成果を挙げた事例はあります。たとえば、自宅で最期を迎えたいと考える市民のために取り組んだ結果、横須賀市では2005年に12.3%だった自宅での看取り率（死亡場所別構成比の推移）が2016年に22.6%まで向上しました。病院が80.3%から59.2%まで減少しています。背景には、**横須賀市の行政と地元の医師会を中心とした医師、看護師、薬剤師、ケアマネジャー、介護福祉士、地域包括支援センター職員、ヘルパーといった多くの職種が話し合いに参加し、さまざまな取り組みを行った**ことがあります。（詳しくは第3章で紹介します）

図1-16. 横須賀市の死亡場所別構成比の推移

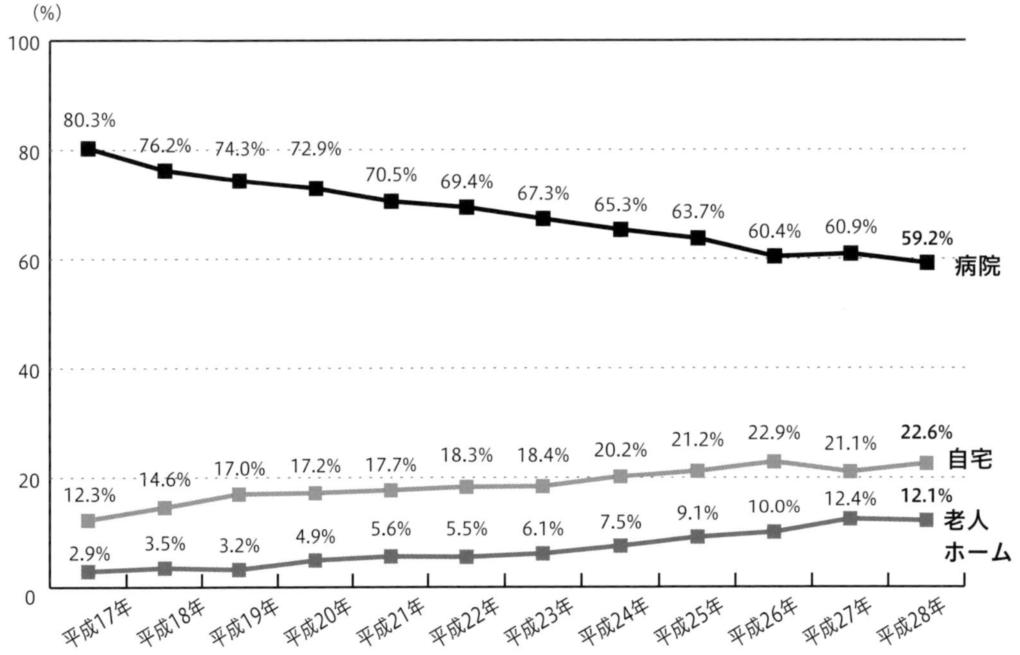

出典：「人口動態統計」より横須賀市健康部地域医療推進課作成

最近では、大人が担うような家族のケアを18歳未満の子どもが引き受け、家事や介護などさまざまなサポート行うヤングケアラーの増加が新たな社会課題として認識されています。調査によっては全国に10万人程度がいるとも試算されます。「ヤングケアラー支援体制構築モデル事業」は、2022年度から始まったばかりで、自治体にヤングケアラー・コーディネーターを配置して、自治体と民間事業団体、相談者と福祉サービスをつなぐ役割を担うとしています。これも各家庭の家族構成や経済環境、必要な介護などの状況はさまざまです。**自治体もしくは医療やケアに関わる人だけでは、抜本的な改善が難しい課題**だということは想像がつきます。

## 疾病だけでなく、患者の生活に目を向ける

疾病を治すことがメインだった医療機関の役割が、疾病でなく「幸せな暮らしでありたいと願う人間そのもの」を中心に捉えると、着目する内容が変化します。その人の考え方や志向、家族の事情や住まいの状況、財産などから環境まで、医療やケアに関わる人のカバーする内容は増えます。患者さんの数だけ事情も希望も異なりますので、もちろん疾病以外の生活のすべてを医療従事者が担うという話ではありません。

たとえば集中治療室や救命病棟で回復後の様子が気になっていても、急性期の医療従事者の中には、**職務分担の理由からその後の患者さんの生活に関われなかったケース**も多くあるはずです。また慢性疾患や生活習慣病を発症してしまい、後悔している患者さんの姿を見て**「もっと前の段階で予防に関われたら、こうはならなかったのに……」**と、思っている方もいるでしょう。予防指導により発症を抑えたり、遅らせたりできたかもしれません。このように眼前の患者さんの治療に限定せずにその後の人生までを想像し、関わる人同士が連携すれば幸福度を上げられるのではないでしょうか。

## 『QOL』の再定義がウェルビーイングの実現につながる

ただし話は単純ではありません。医療・介護と一括りにしても物事はうまく進まない可能性があります。QOLという同じ言葉を1つとっても、立場によって異なる解釈で使っていると指摘するのは、石川県にある恵寿総合病院の神野正博理事長です。

QOLのL、すなわち『Life』と聞いて、どのような日本語を連想するでしょうか。神野理事長は「急性期に関わる人なら『生命』と答えるでしょう。でも一般市民や介護に携わる人はほぼ100％『生活』だと言います。介護は生活を支援することが定義です。だから**医療と介護（日常）には、大きなギャップがあると認識しなくてはなりません。このまま違うものをイメージしながら『QOLを向上させよう！』と言ってもうまくいきません**」と話します。

では、Life＝『人生』に置き換えたら、どうでしょうか。人生には、医療も介護も、日常生活もすべてが混在して含まれるはずです。したがって「**人生のクオリティ（質）を高めるにはどうするかを議論すれば、生命も生活もカバーできるようになるのではないか**」というのが神野理事長の考えです。

多くの人の人生がより豊かに、幸福を実感できる期間を長くするために。地域ごとで見れば、横須賀市のように専門家たちの知恵を結集する試みは起こっています。着実に成果を挙げている事例もあります。しかし、国家的なプロジェクトへと広げるには、さらなるコレクティブ・インパクトによる取り組みが必要です。

# 医療従事者の人手不足と働き方改革

「医療が治療から全人的ケアに広がって、多くの人々の幸せを実現する」という言葉の響きには同意しても、**実現するだけの医療従事者の働き手が足りないという指摘が挙がるかもしれません。**

ただでさえ他の先進国と比べて、**人口あたりの医師の数が少ないといわれる日本**ですが、病院数や病床数が多いために1床あたりの看護師は国際的な水準よりも少ない事態となっています。

図1-17. 人口1,000人あたりの医師数推移

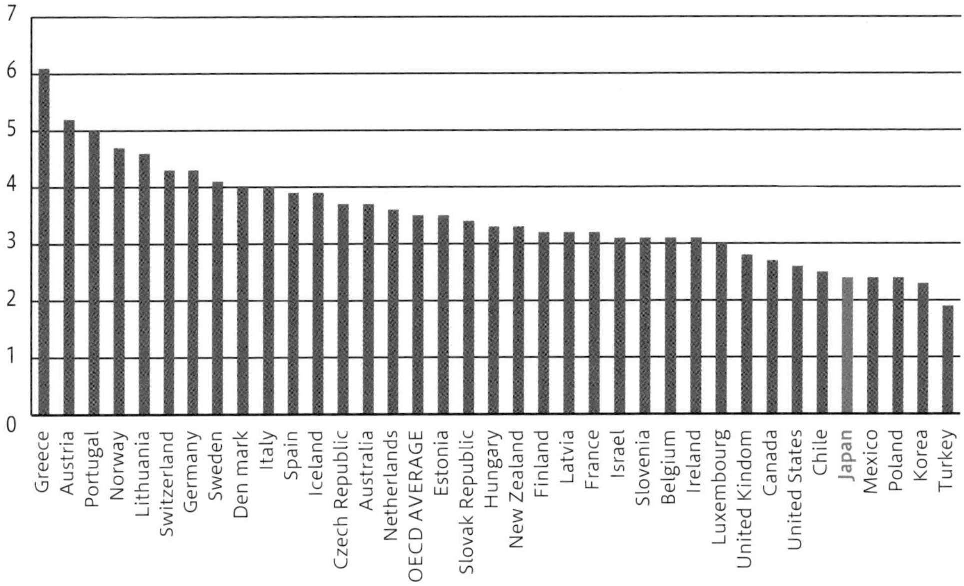

出典：2019年のOECDを基に当社にて作成

図1-18. 総病床数の国際比較（人口1,000人当たり病床数）

| | 調査年 | 計 | 急性期 | リハビリ | 長期ケア | そのほか | 精神 |
|---|---|---|---|---|---|---|---|
| カナダ | 2019 | **2.5** | 2.0 | 0.1 | 0.4 | 0.0 | 0.4 |
| フランス | 2018 | **5.9** | 3.0 | 1.6 | 0.5 | 0.8 | 0.8 |
| ドイツ | 2017 | **8.0** | 6.0 | 2.0 | 0.0 | 0.0 | 1.3 |
| イタリア | 2018 | **3.1** | 2.6 | 0.4 | 0.1 | 0.0 | 0.0 |
| 日本 | 2018 | **13.0** | 7.8 | - | 2.6 | 2.6 | 2.6 |
| 英国 | 2019 | **2.5** | 内訳の報告なし | | | | 0.4 |
| 米国 | 2017 | **2.9** | 2.5 | 0.1 | 02 | 0.1 | 0.3 |

出典：公益社団法人 日本医師会『病床数の国際比較』2021年

さらに**国内での地域間の医療格差が大きい点も見逃せません。**人口10万人に対して最も看護師の多い高知県では看護師の人数は1,409人。最下位である埼玉県の637人、下から2番目の千葉県（674人）とは2倍以上の開きがあります。地方のほうが高齢化率が高い、山間部で通院が不便で病院が介護の受け皿とならざるを得ないなどの事情があるので、人数による単純比較はできません。しかし、**人口に対して医療資源が乏しい地域では、医療が全人的ケアに関わる余裕は生まれにくいのではないでしょうか。**

医師の偏在を表す指標で比較すると、最多の東京都（329.0）と最少の岩手県（169.3）の間には約1.9倍の差があります。より細かな二次医療圏の単位でも3分の1が「医師少数区域」に分類される結果となっています。

そして、追い打ちをかけるようにコロナ禍に見舞われ、感染流行の波が来るたびに医療従事者にしわ寄せが行き、業務の負担が重くのしかかりました。加えて**「医師の働き方改革」に関する議論がまとまり、2024年4月から罰則付きの時間外労働上限が医師に対しても課せられます。**

現在の医療提供体制をこれからも維持するには、医師の増員が不可欠だと訴える声も根強くあがっています。それでも2030年頃からは医師の需要に対して供給量が上回ると予測されてもいるのです。一方で、75歳以上の後期高齢者の人口が急増する2025年には、最大で27万人の看護職員が全国で不足するともいわれています。

図1-19. 三次医療圏から見る医師遍在指標

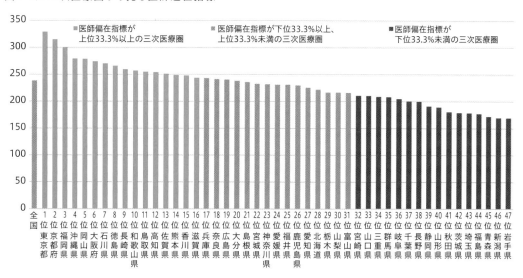

出典：厚生労働省「医師偏在指標」

このようにVUCA（Volatility、Uncertainty、Complexity、Ambiguityの頭文字）ともいわれる混とんとした時代に先行きが見えづらいのは医療・介護も例外ではありません。

このままでは、医療も社会もジリ貧になってしまうのではないか。そのような危機感があるからこそ、私たち日本医療デザインセンターは、1人ひとりが“どう生きたいのか？”を考えて表現し、医療を含めた社会全体でその生き方を一緒に実現できる世の中にしたいと考えています。

## 医療デザインが目指す「課題設定力」と「課題解決力」

第1章では、日本の医療がかかえる問題をさまざまな角度から紹介してきました。一度にすべてを解決することはできませんので、どれを優先的に取り組む「課題」として設定すべきでしょうか。

すでに顕在化しているものだけを課題として捉えていても不十分です。今は潜在的な存在でも、近い将来に顕在化する問題、そしてそれは往々にして顕在化する頃にはかなり厄介な状態へ進化して、私たちの前に立ちはだかります。現在も、大多数の人からは「問題ない」と思われている事象が、専門家や一部の地域の人からはすでにはっきりとした課題に見えている場合もあります。

医療にたとえると、ある入院患者さんが適切な治療を受けて退院したら「回復したので問題ない」ことになるかもしれません。しかし、家庭の事情によってその後の生活が成り立たないようなら、これは「まだ顕在化してない問題」が潜んでいることになります。このようなケースをよく観察し、克服すべき課題を見定めたうえで、解決していく力こそデザインの持つ可能性だと私たちは考えています。

医療分野にデザインの発想と手法を持ち込む“医療デザイン”によって、医療や医学の知識だけでは解決できなかった難解な課題にも挑める可能性があります。

次の第2章では、デザインの原則を紐解きながら、医療分野にデザインを応用する可能性について考えていきましょう。

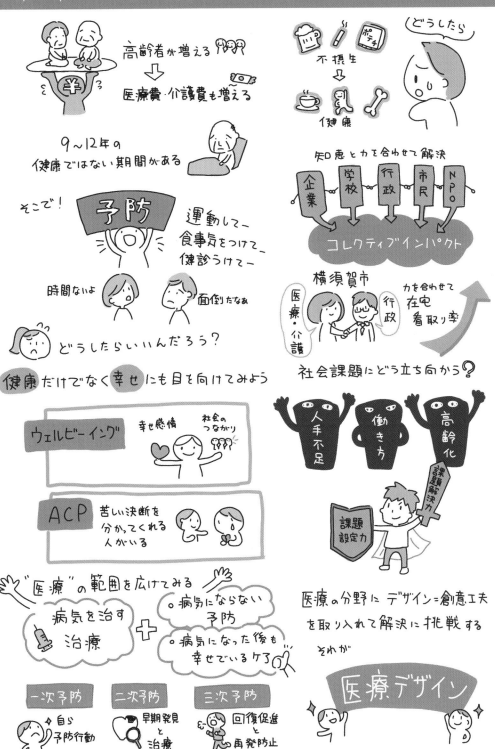

高齢者が増える
↓
医療費・介護費も増える

9〜12年の健康ではない期間がある

そこで！　予防
運動して〜
食事気をつけて〜
健診うけて〜

時間ないよ　面倒だなあ

どうしたらいいんだろう？

健康だけでなく幸せにも目を向けてみよう

ウェルビーイング
幸せ感情　社会のつながり

ACP
苦しい決断を分かってくれる人がいる

"医療"の範囲を広げてみる
病気を治す　治療
＋
・病気にならない予防
・病気になった後も幸せでいるケア

一次予防　自ら予防行動
二次予防　早期発見と治療
三次予防　回復促進と再発防止

不摂生
↓
健康

どうしたら

知恵と力を合わせて解決
企業　学校　行政　市民　NPO
コレクティブインパクト

横須賀市
医療・介護　行政
力を合わせて在宅看取り率

社会課題にどう立ち向かう？

人手不足　働き方　高齢化

課題解決力

課題設定力

医療の分野にデザイン＝創意工夫を取り入れて解決に挑戦する
それが
医療デザイン

# 解説：医療デザインで、社会課題の解決へ

ソーシャル・グッド・プロデューサー　石川淳哉<sup>いしかわじゅんや</sup>

「医療」は、私たちの生命維持を支える最も重要なサイエンスであり、テクノロジーである。そこに異論を挟む余地はないだろう。だからこそ堅牢な枠組みと国家制度の中で管理されることが世界的に多い。残酷なほど膠着し、老害化したこの国のシステムが行手を阻むケースも多い。たとえば、未病領域に医療保険の適用は極めて少なかったりする。重度な病気に罹患し、手術や投薬が必要な事態に至るまでに管理指導されるほうが、先行きへの不安や心身の苦しみが少なくて済むのは容易に想像できるにもかかわらずだ。「医療」に関わる人のほとんどが、最高のカリキュラムで学んできたのに。

「デザイン」は、一般的には、何らかの目的や機能を持つものを作り出すための計画や構想を意味する。また、美術や工業製品などの分野では、形や構造、色彩などの視覚的な要素を組み合わせて作品や製品を創造するプロセスを指すこともある。最近では、情報やシステム、サービスなどの構築にも応用される。

20世紀を代表する米国のデザイナーであるポール・ランドは
**Design is a relationship between form and content.**
（デザインとは形と中身の関係である）

究極のイノベーター、スティーブ・ジョブズはこう言った。
**It's not just what it looks like and feels like. Design is how it works.**
（デザインとは、単なる視覚や感覚のことではない。デザインとは、どうやって動くかだ）

そう、「デザイン」は無形のものや、仕組みや、動きのインターフェースまでをも示すようになった。
「医療」と「デザイン」という誰もが知っている言葉が融合することは、簡単なことではない。でも、それが必要なことはこの本を手に取った賢明な読者には痛いほどわかるはずだ。「医療」と「デザイン」を融合させ、新たなソーシャルインパクトを示すために一般社団法人医療デザインセンターは始まった。**あなたが医療関係者でも、そうでなかったとしても、DAO（自律分散型の組織運営）的なオーガナイズ手法で誰もが主人公として参加できるこの団体の在り方も面白い。**多種多様なメンバーが織りなす未来の布地は、一体どんな文様と着心地になるのだろう。この本が入り口となって、多くの方が参加してくれることを心から望んでいる。

地球がこの太陽系に誕生してから46億年、また宇宙のガスの残渣になるまで46億年と言われる。地球の寿命の92億年の真ん中に剃刀の刃でスッと引いた線の中に我々の生存する悲喜交々の人生がある。世界は、後戻りが難しい"地球沸騰時代"に突入し、地球からの逆襲が気候危機として我々に襲いかかる。SDGs認知率は世界最高値、実装率は世界最低レベルと言われる我が国の現状。良くも悪くも、**今後の46億年をどういう未来にするのかは、今生きている僕らの取り組みや実装にかかっているらしい。**

増え続ける社会課題は、ついに現存するガラスコップの表面張力を超え、堰を切るように溢れ始めた。どれも丁寧に1つひとつ解決していかなければいけない課題だが、とても追いつかない状況だ。そして人智を超えた想像力を持って対峙しないと、地球は持続可能ではないと言われている。なぜか？ **それは、過去の成功事例や失敗事例では解決できないからだ。**未来起きるであろうことを想像して、**もしそれが望まない世界なのであればみんなで力を合わせて解決に向き合わなくてはならない。**それが2015年に国連が提唱した枠組みSDGsであり、それを解決していく唯一無二の手法が本書でも紹介しているコレクティブインパクトである。

僕ら1人ひとりが
力をあわせ進めることができたなら、
まだ間に合います。
世界の課題は解決できます、きっと。

【memo】2023年10月10日　5日前に富士山の初冠雪を自宅の窓から見ることができました。ウクライナとロシアの戦いは未だ止まず、それどころかイスラエルとパレスチナの新たな戦争が始まってしまった。そんな折、この本の最終原稿を読んで上記を記しました。

いしかわじゅんや
**石川淳哉**
ソーシャル・グッド・プロデューサー｜　一般社団法人 医療デザインセンター 名誉賛助会員
1962年大分県生まれ。世界のさまざまな社会課題を解決するために、クリエイティブの可能性を追求する人生と決断。太陽光エネルギーを注入したEVで全国を旅しプロジェクトの種を蒔く。主な仕事に、ベストセラー書籍『世界がもし100人の村だったら』の宣伝担当、世界初「20 02 FIFA WORLDCUP PUBLICVIEWING IN TOKYO」、ミラノ・ベルリン・ロンドン現在も世界中を巡回するピースアートプロジェクト「retired weapons」、100万枚突破アルバム「日本の恋と、ユーミンと。」、「助けあいジャパン｜みんな元気になるトイレ」「FRaU SDGs」などのプロデュースなどがある。カンヌライオンズ金賞、NYADCなど受賞。災害関連死ゼロ、食ロスゼロ、生ゴミゼロ、未利用魚、未利用獣ゼロ、二酸化炭素ゼロなど、コレクティブインパクトで解決していくプロジェクトを推進中。自宅に太陽光発電を導入、EV車にシフト。コンポストで堆肥循環。2023年6月御殿場に完全移住。無農薬農園を仲間と運営するなど、暮らし方の社会実験を推進中。ソーシャルグッドプロデューサー塾塾長。防災士。

第2章
デザインの原則と
医療デザインへの応用

# そもそもデザインとは何か

日常会話で「デザイン」という言葉が使われるとき、多くは見た目のことを指している場合が多いかと思われます。見た目は「モノのデザイン」の一部であり、「おしゃれ」「先進的」などという修飾語とよくなじむ言葉でもあります。

そのため医療や介護の現場では、デザインとは「自分たちと関係のない領域」と考える人も多くいると思われます。しかし、実際にはあらゆる人工物は、誰かの意図をもったデザインによって生み出されたものです。今、あなたが手にしているスマートフォンや着ている服、家や施設、そして街並みさえも、誰かによってデザインされたものといえます。

したがって**患者さんが使うベッドや車いす、看護師さんが日常で扱う注射器やガーゼ、また病院の建物の構造も、デザインから切り離して考えることはできません。**社会で流通し、使われているモノや空間にはすべてデザインがなされているといっても過言ではないのです。

病院で使われるシーツの色と聞いてどのような色を思い浮かべるでしょうか。ほとんどの人が「白」のシーツを思い浮かべるでしょう。実際、2020年に行われた調査（n=162）によるとシーツ97.5％、布団カバー69.8％、枕カバー89.5％が「白」でした。では、なぜ圧倒的多数の病院が白いシーツを選んでいるのでしょうか。また、みなさんの自宅のベッドでもなぜ白いシーツを使っているのでしょうか。（出典：病院内で使用されている寝具に関する全国調査｜繊消誌、2021年、Vol.62 No.3 P.192）

白色には、清潔な印象を与える効果があり、汚れやシミが目立ちやすいことから感染防止対策など安全衛生面に配慮したものであることは想像がつきます。しかし、医療現場で働く人たちの中で、「シーツの色はなぜ白いのか？」と立ち止まって考えをめぐらせたことがある人は少ないはずです。汚れやシミが目立つということは、デメリットと紙一重であるとも考えられます。

デザインを行う人をデザイナーと呼びます。デザイナーと聞いて、ファッションや建築分野のデザイナーを思い浮かべる人が多いのではないでしょうか。これは、ファッションや建築のように見た目で成果物がわかりやすいことが、イメージがわきやすい要因かもしれません。一般的には、こうした表面に現れる意匠を行う人がデザイナーだと思われがちです。

しかしもう1つ、デザイナーにとっては表面に現れる意匠と同じくらい必要な能力を紹介した

いと思います。それは**「なぜなのか」と疑問を持つ能力です。**多くの人が見落としていたり、気に留めなかったりするさまざまな事象に着眼できる能力を持った人がいなければ、あらゆる課題はそのまま放置されてしまうでしょう。1998年に多摩美術大学美術学部に情報デザイン学科を開設した須永剛司さんも「デザインとは何かを問う学問」と自著で述べています。

たとえば、毎日みなさんが使っている歯磨きチューブの変革が分かりやすいかもしれません。かつては細長くて横置きして使うチューブが一般的でした。キャップより遠いところから徐々に絞り出すように使わないと、大量のペーストがチューブ内に残ってしまう経験をした人も多いはずです。この歯磨きチューブ、今なら大多数の人が「理不尽だ、非合理的だ」と感じるはずです。

しかし実際には、ほぼすべての人が疑問を感じず、自然に受け容れていました。ただ「身支度に忙しい貴重な朝の時間を、歯磨きチューブとの格闘に使うなんておかしい。」と考えたデザイナーを除いて。

今ある歯磨きチューブは、数十年前とは比べものにならない改良が加えられた結果です。

・キャップが大きくなり自立型に
・ペーストの粘性を減らして取り出しやすく
・チューブの内側を滑らかにしペーストが下部に集まりやすく

**デザイナーがこれまでの歯磨きチューブに疑問を持ったことによって、歯磨きチューブの使い勝手は劇的に改善され、人々の暮らしは少しだけ便利になりました。**

図2-1. 歯磨き粉チューブの変化

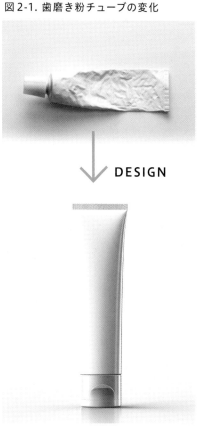

DESIGN

**人々の行動を観察し、ニーズを掘り起こす。そして具体的な解決策を考えて、実現する。これがデザイナーの役割です。**つまりデザイナーの仕事は、商品やサービスの見た目を表現する最終工程ばかりではなく「そもそもなぜベッドのシーツは白が多いのだろうか？ それは、今後もそうであるべきなのか。この現場でも最適なのか」などと、**常識といわれる事柄を見直したり、固定観念を疑ってみたりする姿勢が重要になります。**

# 医療もデザインも人のためにあるもの

## デザインの目的は、人を幸せにすること

デザインとは、常に人のためにあるものです。ある製品の使いやすさ、看板やポスターの視認性、そこで働く人が力を発揮しやすい環境など、使う人の利便性や体験から考えられています。これは、近年「人間中心設計（Human Centered Design）」と呼ばれる考え方です。

医療や介護も、患者さんや利用者さんなど「人」が中心に存在するという点では同じではないでしょうか。デザイナーには、目の前で苦しむ人に直接手を差し伸べて治療を施すことはできません。一方で医療・介護従事者の方々には、相手からお礼を言われる機会を通じて「人の幸せに直結していること」を実感する体験がデザイナーよりはるかに多いのではないでしょうか。

**患者さんと日々リアルタイムで接し続けるからこそ、責任は重く、大変な思いをする場面も多いことでしょう。しかしそうした仕事だからこそ、自身の仕事が人の生活に直結しており、幸福な暮らしに貢献していると実感できるの機会も多いのではないでしょうか。**

この点、デザインを通して人々を幸せにしたいと考えるデザイナーの立場からすれば、より直接的に人に貢献できる医療従事者の方には強い憧憬の念を覚えます。私たち日本医療デザインセンターは、みなさまが普段から取り組んでいる「幸せづくり」のためのさまざまな取り組みに、デザインの力を使って支援し、共通のゴールである「人のため」に一層貢献したいと、心から願う次第です。

## 行動変容の鍵は「楽しい」という感情

ここでは人のためのデザインという切り口から「音の出る階段」の事例を紹介します。よく「健康増進のために階段を使いましょう」などと書かれたポスターをエレベーターフロアなどで見かけますが、横にエスカレーターがあれば、エスカレーターの方を使う方が多いでしょう。あえて階段を選ぶ方は、健康意識の高い「少数派」に限られているように見えます。

2000年代後半にスウェーデンで行われた社会実験では、エスカレーターの横にある階段に、下の段から順にド・レ・ミと音が鳴る仕掛けを施したところ、多くの人が好んで階段を選び音を奏でるようになったという結果があります。ドイツの自動車メーカーであるフォルクスワーゲンが仕掛けたもので**「楽しさが行動をよい方向に変えることができるのは明らかだ」**と結論付けています。

今回、国内で同じ取り組みを行った株式会社ドラムという会社に話を聞くことができました。ドラムは1990年に設立され、博物館や美術館での展示演出システム設計にルーツのある会社で、コンサートやアミューズメント施設におけるイベント演出や運営を得意としています。ドラムの社長を務める齋藤正人さんは「お客様をワクワクさせる仕掛けをしたい」と、音の出る階段の施工を自ら着想したそうです。ただし健康増進ではなく、商業施設のお客さんを増やすことが目的だったのがスウェーデンの事例とは異なる点です。

あるとき、齋藤さんのもとに岐阜市の商業施設から「施設内をにぎやかにしたいけど、何かよいアイデアはないか」という相談が寄せられました。齋藤さんは、集客のための具体策を考えるというミッションの中で、吹き抜けのある空間での音の出る階段をひらめいたのです。

この時点で、ドラムには階段施工のノウハウはありませんでした。しかし齋藤さんの脳内には、ピアノの音色とともににぎわうお客さんの姿のイメージができていたといいます。そこから鍵盤の素材選びや耐久性、耐荷重と音の出るタイミングなども含めて膨大な試行錯誤を繰り返してようやく実現しました。

さらに完成後には、音の鳴る階段を使った演奏によるコンクールを開催することで、さまざまな口コミで、施設を訪れる人が急増したのだといいます。

「健康のために階段を使おう」と言われても動かない人々が、階段を使って音色を奏でるために施設を訪れるという**行動変容の鍵は「楽しい」という感情だったことがわかります。**

**図2-2. 音の出る階段**

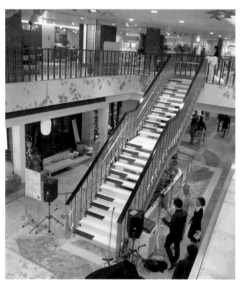

岐阜市の商業施設に施工されたピアノを模した階段
（写真提供：株式会社ドラム）

# ▌「人間中心設計（Human-centered Design）」とは

前節で、医学もデザイン学も、どちらも最終的に享受するのは「人」になるという共通点をお伝えしましたが、デザイン学や工学には「人間中心（Human-centric）」という言葉や「人間中心設計（Human-centered Design = HCD）」という言葉があります。

デザインは、そもそも人の幸せ、社会の幸せの実現のために生まれたものです。しかし経済成長や産業発展が推進される世の中で、製品を中心に据えた考え方や経済利益の追及が最優先されてしまう流れも確かに存在していました。使い手である人（以下、ユーザ）にとって使い心地のよい製品をデザインするのではなく、メーカーが効率よく生産できる製品に人の方が適応するという発想です。

図2-3. モノ中心から、使う人間を中心にしたモノ作りへ

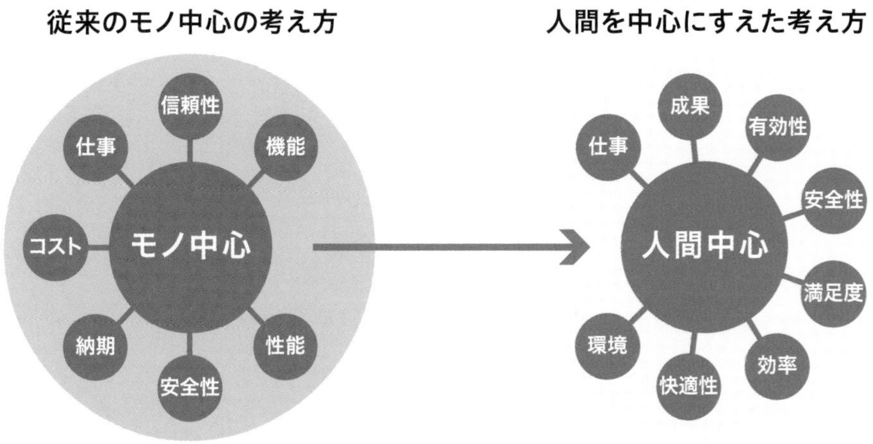

出典：特定非営利活動法人 人間中心設計推進機構（HCD-Net）の総合パンフレットの図を元に当社にて作成

HCDでは、ユーザが機能を享受しやすい、便利で使いやすいデザインを追及します。製品やサービスが使いやすくなると、結果としてユーザの使い方をサポートする際の手間・コストが軽減されるのはもちろん、購入するユーザも増えるため企業側にも大きなメリットがあります。「ユーザビリティ」「ユニバーサルデザイン」「アクセシビリティ」などの用語はHCDを実現するための重要な視点と捉えてもよいでしょう。しかし、こうした言葉が重視される背景を逆説的に考えれば、ユーザの視点が考慮されていない製品やサービスも多くあるともいえます。

人間を中心に据えた設計を行う際、スタートとして下図にあるように**「ユーザーが何を求めているか」を把握することから始まります。**具体的な手法としてユーザーに対し、アンケートやインタビューなどの手法を用いてヒアリング調査を行います。

図2-4. 使う人の要求に応えるために、設計と評価を繰り返す

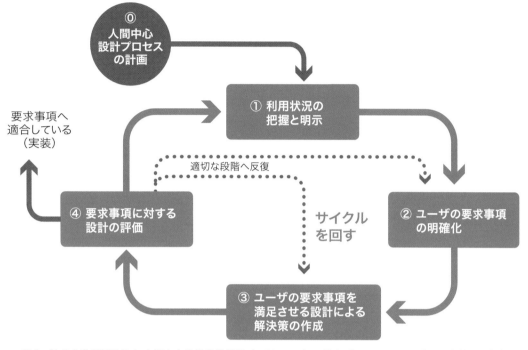

出典：特定非営利活動法人 人間中心設計推進機構（HCD-Net）の総合パンフレットの図を元に当社にて作成

しかし、ここで注意しなければならないのは**課題と要望は別のものであることです。**

・〜したい。だから〜ならいいのに。

・〜してほしい。〜を変えればいいのに。

・〜だから不便だ。よって〜ならいいのに。

というように要望を聞くと、改善案もセットで出されるケースが少なくありません。

ただ改善する方法は1つではなく、「あちらが立てばこちらが立たず」ということも起こりえます。よく「ユーザが困っている、欲しがっているから新たな機能を追加しよう」というプロセスが聞かれますが場当たり的な対応になってしまうケースも多く見られます。

HCDで大切なのは、集められた要望の背景にある課題を設定し、課題解決のための改善方法を出し、その中から最善な方法を選ぶというプロセスです。

このプロセスのどれか一部が欠落した場合には「人間中心の設計のはず」が何かずれたもの、課題解決にはつながらないものになってしまう可能性があることを覚えておきましょう。

# ▌産業革命、大量生産、そしてデザイン

ここで一度、時計の針を戻して、デザインがどのように人々の暮らしを変えてきたか、振り返ってみましょう。

19世紀後半、イギリスで起こった産業革命に伴い、あらゆる物が大量生産されるようになりました。今まで人が手作業でつくっていたものが機械化されたことによって、多くの職人たちは職を失いました。また、当時の大量生産された工業品は品質が悪いものも多く、かつての手仕事の美しさは失われていました。そこで異を唱えたのが『ウィリアム・モリス（William Morris、1834年3月24日 - 1896年10月3日）』です。

モリスは中世の職人たちのものづくり精神に感銘を受け、友人・知人らの参加を得て、「モリス・マーシャル・フォークナー商会」を設立します。商会では家具やステンドグラス、壁面装飾などの室内装飾に取り組んでいました。

以降、モリスの思想やその活動はアーツ・アンド・クラフツ運動と呼ばれ、これが「デザインの始まり」という説が多く見られます。ただし発明や定理の発見など科学的な事実と異なり、明確な線引きができないため、ここでは断定的な表現は避け、以下の2点をおさえておきましょう。

- ・デザインは産業革命による大量生産と関わりがある
- ・デザインという言葉が世界に広まったのは19世紀後半以降

ちなみにデザイン史を調べていくと、アーツ・アンド・クラフツ運動に始まり、アール・ヌーヴォー、バウハウス、アールデコ、とヨーロッパを発祥とする言葉が続きますが、一方でジャパニズムという1867年のパリ万博を機に巻き起こった日本美術ブームがあったことはご存じでしょうか。

当時の浮世絵や工芸品などの日本美術は、エドゥアール・マネやクロード・モネ、フィンセント・ファン・ゴッホなどの世界に名を残す画家へ影響を与えただけでなく、フランスのルイ・ヴィトンのモノグラム柄やダミエ柄へ影響を与え、19世紀末のヨーロッパで流行したアール・ヌーヴォーという芸術運動にも多大なる影響を与えています。

デザインという概念、活動が発展したのはヨーロッパですが、日本にもデザインの源流となるすばらしい表現や活動がありました。また当時は芸術とデザインの間により密接な関係があったことも記されています。**現在のデザインの役割を考えるうえで世界史のみならず、日本の歴史や文化も紐解くことは重要なポイントだと考えます。**

# 社会では広くデザイン思考が推奨されている

「デザインという言葉が表面的な意匠だけを表すわけではない、もっと広い概念を指す」と、デザイナー以外の方に認識されるようになったのは、2018年5月の『「デザイン経営」宣言』が大きなきっかけとなりました。

経済産業省と特許庁が発表した『「デザイン経営」宣言』の序文では「デザインは企業が大切にしている価値、それを実現しようとする意志を表現する営みである」と定義されています。また「デザインは、イノベーションを実現する力になる。なぜか。デザインは、人々が気づかないニーズを掘り起こし、事業にしていく営みでもあるからだ。（中略）気づいた潜在的なニーズを、企業の価値と意志に照らし合わせる。誰のために何をしたいのかという原点に立ち返ることで、既存の事業に縛られずに、事業化を構想できる。」と書かれています。

このように「デザイン経営」は、ブランド力とイノベーション力の向上をもたらし、最終的には企業競争力の向上につながるものとして位置づけられているのです。
国が「デザインの力」を活用しようという宣言を出した背景には、経済成長が鈍化したままで相対的に日本の国際競争力が低下していたことがあります。**「日本の特許の件数は、世界で上位なのに日本初のイノベーションが生まれない」**という状況を打破する切り札として、**デザイン経営に期待が託されたといえるでしょう。**

図2-5. デザイン経営による9つの入り口

| Part1：会社の人格形成<br>（キャラクターの確立から始める） | ・ 意志と情熱を持つ<br>・ 歴史や強みを棚卸しする<br>・ 未来を妄想する |
|---|---|
| Part2：企業文化の醸成<br>（カルチャーの醸成から始める） | ・ 社員の行動変容を促す<br>・ 社内外の仲間を巻き込む<br>・ 魅力ある物語を発信する |
| Part3：価値の創造<br>（モノ・サービスの創出から始める） | ・ 人を観察・洞察する<br>・ 実験と失敗を繰り返す<br>・ 心をつかむモノ・サービスをつくる |

出典：中小企業のためのデザイン経営ハンドブック｜特許庁

イノベーション、つまり社会を変えるほど大きなインパクトの話に限った内容ではありません。身近にある組織、特に多くの中小企業がこのような代表的な課題を抱えています。

・思うように販売先を開拓できない
・新規事業を立ち上げられない
・下請けから抜け出せず立場も弱く売上も伸びない
・競争力が乏しく優秀な人材を採用できない

企業の経営改善は本論ではないので、デザイン経営の詳細の説明は省略します。ただ、次のようなフレームワークは、ぜひ紹介させてください。

すでに常識としてこびりついたもの、知らず知らずのうちに蓄積された過去へのこだわりを捨てるのは簡単ではないと、多くの方が実感しているのではないでしょうか。規模が大きく、歴史や実績のある組織では一層困難なことかもしれません。

この章で紹介した「デザインとは」を「デザイン経営とは」に置き換えると、ぼんやりと「こんな感じになりそうだ」と理解していただけたら十分かと思います。ここでも組織そのものを「人」として見なしたり、働く人や顧客を中心に考えることで根本的な課題（ニーズ）を発見して、これまでの発想にとらわれず、かつ実現可能な解決策を生み出すことが重要なのです。

なお『「デザイン経営」宣言』では、デザインへの投資がパフォーマンスの高さや成長率につながっているという報告も紹介されています。欧米ではデザインへの投資によって4倍の利益がもたらされたという調査結果や、デザイン力を重視する企業の株価（Design Value Index）が同じ群の一般的企業と比べて10年間で2.1倍上昇したという事例などです。

# デザインの対象領域は「モノ」から「コト」へ

産業革命をきっかけに生まれ、やがて芸術活動の一端として発展していったデザインは、建築デザイン、プロダクトデザイン、テキスタイルデザイン、グラフィックデザインなど「モノ」を中心に発展していきました。「デザイン」と「ものづくり」をイコールと考えている方も多いかと思います。

そのような中、**20世紀末から「モノ」だけでなく「コト」を対象としたデザインが広がっていきます。**変化のきっかけはインターネットの誕生です。近年、新たに登場してきたソーシャルデザイン、コミュニティデザイン、情報デザイン、UIUXデザイン、インタフェースデザイン、そしてエクスペリエンスデザインなどは、「コト」を対象としたデザインです。

ただし「モノ」と「コト」は、常に対立する概念ではなく、互いに隣り合わせ、または捉える角度によってはつながっていたり重なっているともいえるかもしれません。デザインが優れた「モノ」「コト」に贈られる賞として広く知られている「グッドデザイン賞」の源流は、1957年に通商産業省によって創立された「グッドデザイン商品選定制度」です。**現在のグッドデザイン章は有形無形にかかわらず、人、社会や未来を豊かにする「コト」のデザインにも表彰されています。**

ここで、「モノ」と「コト」の理解を促進するために、グッドデザイン賞の主催者である公益財団法人日本デザイン振興会のホームページに掲載されているたとえ話を引用したいと思います。

> デザインの「モノ」「コト」は、それぞれ着目している事象に違いがあります。かつて、人々は好きな音楽を持ち歩くことはできませんでしたが、携帯型カセットテーププレーヤー「ウォークマン」が登場して世界は変わりました。これをモノとして捉えると携帯型音楽プレーヤーであり、コトとして捉えるなら「歩きながら音楽を聴きたい」という目的があります。新たな「もの」を生み出すことで「コト」が達成できること、これが「モノ」「コト」の連続性であり、拡張性です。

グッドデザイン賞の審査基準には、「コトの適正さを問い、次いでモノの適性を問う」と書かれています。**「モノ」と「コト」を分けるのではなく、同時に捉え、考え、描くべきものといえるのではないでしょうか。**

「コト」を構成する要素の1つに、「言葉」があります。無形である言葉を用いて、インタラクション（相互作用）によって対話が生まれます。したがって、対話もまたデザインにおける大切な要素だとわかります。言い換えれば、現在は「対話」「活動」、そして「社会」まで、デザインする対象が広くなっているともいえます。

図2-6. 人間の活動とデザインの要因

| | | デザインの要因 | | | |
|---|---|---|---|---|---|
| | | 活動の目的 | 活動の具体例 | 道具（人工物）のかたち | デザインの領域 |
| 人間の活動 | 言語活動 | 知ること | 見る読む | 言葉の面 | グラフィックデザイン |
| | 身体活動 | 行なうこと | 持つ坐る | 身体の道具 | プロダクトデザイン |
| | 空間活動（実体空間） | 居ること動くこと | 住む旅する | 身体の場所 | 建築デザイン |
| | 言語活動 | 知ること行なうこと | 考える表現する | 言葉の道具 | 情報デザイン |
| | 言語活動（概念空間） | 知ること行なうこと居ること | 閲覧する購入する | 言葉の場所 | 情報デザイン |

出典：須永剛司『デザインの知恵 情報デザインから社会のかたちづくりへ』2019 より

## 医療現場での「コト」のデザインを考える

ここまで読むと、医療とデザインのつながりがうっすらと見えてきたのではないでしょうか。治療、ケア、リハビリテーション、服薬管理など、医療や介護のそれぞれの領域にも対話や活動が欠かせないのはいうまでもありません。

しかし、医療・介護分野では人の生命に直接関わるため、安全性への配慮はもちろんガイドラインから外れた行為は難しい側面もあります。では、制約の中でのデザインをおこなうことをどのように考えればよいのでしょうか。

ここでは、認知症の患者さんに対して、看護師がおこなった「デザイン」をご紹介します。

右の写真は**夕食前の内服薬の飲み忘れが続いていた認知症患者に対して、お箸に薬を巻くことによって飲み忘れを解消した事例**です。

このアイデアは認知症患者の食事の様子を「観察」し、食べる前に必ず箸を手にとることへの気付きから生まれたものです。

この事例では、薬や食器などの「モノ」をデザインしたのではなく、患者さんの薬の服用という「コト」をデザインしたといえるでしょう。
そして、「コト」をデザインするための第一歩は「観察」になります。

図 2-7. 病院食での創意工夫

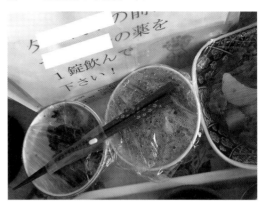

写真提供：株式会社 NODE MEDICAL 吉岡 純希さん

デザインにおける「観察」においては「視点を変える」「抽象化思考」の 2 つを意識することが重要です。そのことによって、より適切な「課題設定」をおこなうことが可能になります。

まず、**「視点を変える」とは、患者さんの立場になって考えたり、食事を準備する人の立場になって考えるなど、立場を変えて考察すること**です。
そして**「抽象化思考」とは、ものごとの本質を考えていくことを指します。これは「そもそもを考えること」と言い換えること**ができます。

たとえば、あなたの施設ではトイレのサンダルがいつも散乱しているとします。この課題を解決するためにどのようなアイデアが思い浮かぶでしょうか。

おそらく真っ先に浮かぶのは貼り紙を張り"賞罰"によって人の行動を促すことでしょう。ルールを遵守した人には"ご褒美"を与え、ルールを破った人には"罰則"を与えるやり方です。もしくは、清掃する人を雇ったり、清掃機器を導入するなど"お金を使った解決策"もすぐに思いつくかと思います。

では右の写真のような例はどうでしょうか？この写真はつくば市の温浴施設のトイレで撮影したものです。床にサンダルのイラスト線が描かれているのがわかります。すると、この線に沿ってサンダルを綺麗に並べる行動が自然と促されます。

図2-8. つくば市の温浴施設のトイレのスリッパ

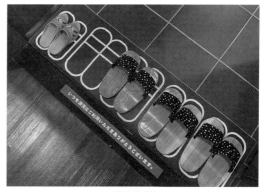

筆者撮影

このように人の行動を「観察」し、「人が思わず，心地よく行動してしまう」ことを促すのがよい「コト」のデザインといえます。これは"ナッジ"ともいわれる考え方になります。

そこからさらに「抽象化思考」によって「そもそも」を考えていくと、より本質的な課題設定が可能になります。「そもそもここのトイレのサンダルは何のためにあるのだろうか？」「そもそもここのトイレにサンダルは必要なんだろうか？」という"問い"です。このような"問い"から，新たに「課題設定」を行うことによって、より本質的な解決に到達できる可能性が高まります。

## クリニックの課題を「コト」のデザインで考えてみる

このような「コト」のデザインの思考法を用いて、私たちはある心療内科クリニックの課題に取り組みました。ケーススタディとしてもわかりやすいの紹介させてください。

その心療内科クリニックでは、インターネット上に書き込まれる"口コミ"の内容に頭を悩ませていました。問題となる口コミを要約すると「診察中に医師がほとんど目を合わせてくれなかった」という苦情でした。

この苦情に対して「抽象化思考」をおこなわずに「解決策」を考えた場合、「医師の代わりに電子カルテを入力する看護師をつける」「医師が患者の方を向きながら電子カルテを入力できる透過したプロンプター（放送・講演・演説・コンサートなどの際に，電子的に原稿を表示する装置）を導入する」などが考案できるかもしれません。
しかし、前者は採用コストおよび人件費が発生します。特に看護師の人材難で悩む地域では現実的な解決策とは言い難いでしょう。また、後者のプロンプターの導入についても、開発費、購入、カスタマイズなどの費用が発生する上に、現場の医師やスタッフが有効に活用してくれるかどうかはわかりません。

図2-9. 苦情に対して「抽象化思考」をおこなわずに「解決策」を考えた場合

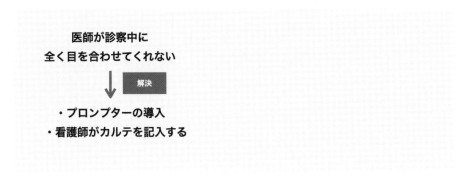

一方、下図のように「解決策」を考える前に「抽象化思考」をおこなうことが「コト」の
デザインでは重要になります。それは「医師が診察中に全く目を合わせてくれない」という
ことが「そもそも」何が問題なのかを考えることです。

図2-10.「抽象化思考」によって「課題設定」をおこなう

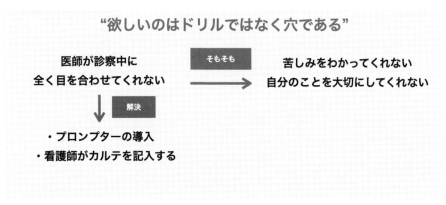

今回のケースでは「医師が診察中に全く目を合わせてくれない」という出来事が患者の立場
に立って視点を変えて想像したときに「自分の苦しみをわかってくれない」「自分のことを大
切にしてくれていない」という印象や体験を持たれたことが課題になります。
これはマーケティングにおいて用いられる“欲しいのはドリルではなく穴である”の「穴」に
あたるところを「抽象化思考」によって考察することで分かってきます。

つまり次ページの図で示すように「抽象化思考」によって「課題設定」を考察し直すことによ
って、扱う課題も変化することになり、課題が変化すると考案される「解決策」も自ずと変わっ
てくるということになります。今回の例では「医師が目を合わせてくれない」ことへの「解決
策」から、患者が「自分のことを大切にしてくれていない」という“体験”をどうデザインす
るかという「解決策」を考えることに“問い”がシフトします。

図2-11.「抽象化思考」からの「課題設定」によって考案される「解決策」が大きく変化する

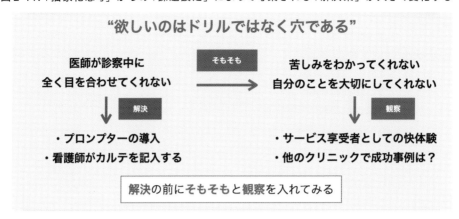

「抽象化思考」によって、「課題設定」ができたところで、このケースでの「解決策」を導き出した際のアプローチとプロセスを紹介します。

まず、このクリニックに勤務する医療従事者が、飲食店や娯楽施設などで"サービス享受者"としての快い体験や不愉快だった体験を共有してもらう対話の場を設けました。それぞれの体験が共有されることによって、人による感じ方に違いがあるものから"共通する認識"までが言語化されます。

その次に患者さんが「大切にされている」と感じてもらえる体験を創り出しているのかという"問い"を持って、他の心療内科クリニックを中心にリサーチをおこないました。
今回のケースではなんと同じ医療法人グループ内に"成功事例"が見つかったため、その"成功事例"の要因をさらに「抽象化思考」によって考察することによって、より具体的な「解決策」が導き出されました。

その解決策とは、
**院内放送は使わずに、医師が診察室から出て、次の患者さんに声をかけることです。**
**そして、診察後は、医師が席を立って、患者さんを診察室の外まで案内します。**

一見、非効率に見えるかもしれないことも、患者さんの視点からストーリーを描いていくとさまざまなことが見えてきます。

待合室で待っていたら、医師がドアを開けて目を合わせて、自分の名前を呼んでくれたら、患者さんにとってどのような体験でしょうか？ また、診察が終わった後に医師が立ち上がって、診察室のドアを開けて「お大事にしてください」と声をかけて、診察室の外へ案内されたらどのような体験でしょうか？

しかも、この解決策は患者さんの体験のデザインのみに留まりません。各診察室のマイクと待合室のスピーカーが不要になったため、結果的にコスト削減にもなりました。
これまで、この医療法人グループ内に埋もれていた"効果的な取り組み"が、今回の対話によって光が当たり、医療法人独自の"ナレッジ"として言語化され、グループ内の各施設にて共有されることになりました。

この話のポイントは、大きな予算や設備投資をすることなく課題を解決できたこと。そして、その解決策のヒントはすぐ近くにあったことです。

# あなたの現場の課題が、
# 大きな予算をかけず、設備投資もせず、
# 身近なところからヒントを発見することによって
# 解決ができたらどうでしょうか？

**デザインはその可能性を秘めているのです。**

次の第3章では、医療デザインの具体的な事例をさらに紹介していきます。
あなたの現場や地域にあてはめながら読み進めていきましょう。

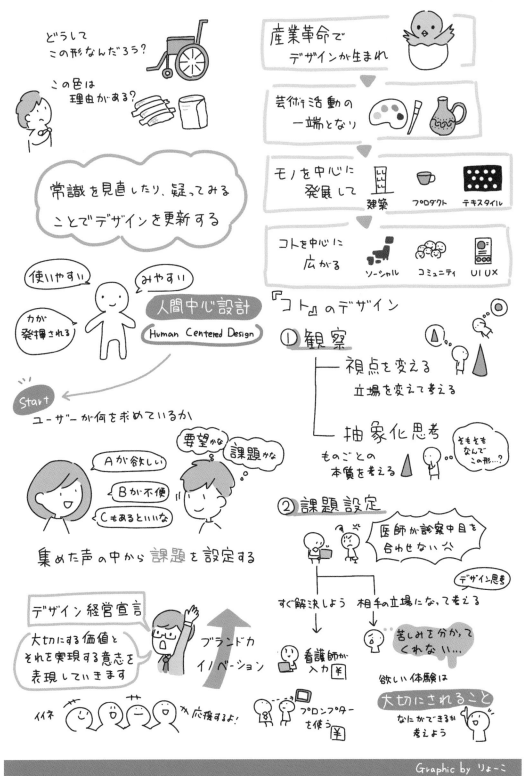

# 第3章
# 全国に広がる医療デザインの実践例

第3章では、医療とデザイン思考をかけ合わせた「医療デザイン」の実践例を紹介します。全国各地で病院の数だけ環境が異なるものです。正確には、誰1人として同じ患者さんもいないわけですから、人間のために設計される医療デザインは、人間の数だけ実践例が必要といえるかもしれません。施設の規模や提供される医療の目的が異なれば、最適なノウハウが変わるのも当然のことです。

そう考えると、他の実践例を知ったところで、自身のケースにはまったく通用しないのでしょうか。いいえ、そうではありません。これから紹介するのは、異なる患者さんを相手にし、さまざまな環境ベースで行われた実践を20例取り上げます。このなかから1つ2つでも「自分でも真似できるかもしれない」「考え方は採用できるのでは」と感じられるものがあれば幸いです。

# 地域の暮らしを支える全職種が参加できる
# 「真の地域包括ケア」を目指した共創デザイン

医療法人綾正会かわべクリニック　看護師：川邉綾香さん　院長：川邉正和さん

高度急性期病院でがん医療にかかわる中で知った「自宅で最期を迎えたい」というニーズの多さと、叶えられない実態。「自分たちが受け入れる側にまわろう」と、川邉綾香さん・川邉正和さんは大阪府・東大阪市に在宅医療専門クリニックを開業しました。患者さんや家族とACP（アドバンスケアプランニング／人生会議）を重ねて希望を聞き、適切な緩和ケアを行うとともに家族が亡くなった後のグリーフ（悲嘆）ケアにも力を入れています。

地域のケアスタッフや住民に認知され、信頼されるとともに感じたのは「医療者が支援できるのはあくまで医療だけ。生活を支えるにはもっと多くの人の連携が欠かせない」。司法書士とともに立ち上げた「東大阪プロジェクト」には、葬儀会社や神父、相続のプロらが名前を連ねる「輪」ができつつあります。

## 【観察】医療者が暮らしを支えられる範囲は限られていた

かわべクリニックのもとには、入院治療から在宅医療に切り替え、住み慣れた自宅で残りの時間を過ごしたいという患者さんが多く紹介されてきます。残された時間は平均すると1か月前後で、特にがんの終末期になると、日々の変化が激しくなるのも特徴です。緩和ケアの専門家である正和さん、綾香さんにとって、痛みを和らげる治療は得意な分野でも、患者さんの不安や悩みは身体に関す

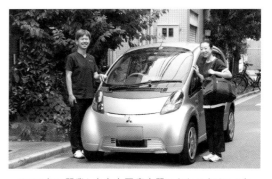

2015年に開業した在宅医療専門のかわべクリニック

ることだけではありません。財産や住まい、残されるペットなど、特に患者さんが1人暮らしのときは、死後に「自分の大切なものがどうなるか」が心配で仕方がないものです。

ある患者さんから「犬の引き取り手を探したい」と相談され、川邉さんたちは悩んだ末に知り合いの司法書士に依頼しました。限られた時間の中で、的確な手続きを進める姿を見たとき「あらゆる専門家が集まって、力を結集する必要性を痛感した」といいます。

## 【課題設定】真の地域包括ケアを実現するための真の多職種連携

かわべクリニックの掲げる在宅医療は、看護師を要にしたもの。多くの職種と連携をとり、患者さんが最期まで自分らしく生きるためには、最も頻繁にコミュニケーションを取る看護師を多く育成しなくてはならないと川邉さんたちは考えてきました。

図. 地域包括ケアシステムの概念図

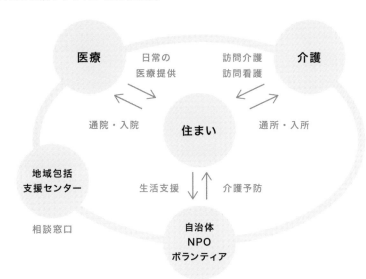

しかし、高齢社会に対応するため推進されてきた「地域包括ケアシステム」は、あくまで医療と介護の連携が中心に捉えられてきたのに対して、川邉さんらが唱える「真の地域包括ケアシステム」は、医療者・介護者も含めた、各種士業や葬祭業、相続や金融の専門家などが「つながる」ことでした。しかし、医療機関と介護施設の連携でさえ容易ではないのが現実で、普段から接点の少ない職種の壁を超えることはなおさら困難です。それでも、川邉さんと、先述の司法書士・福村雄一さんたちは、多職種連携のための「東大阪プロジェクト」を発足させ、「出会うことで人が動き出し、ともに未来を変える〜穏やかなエンディングをみんなで〜」というクレド（行動指針）を掲げ、活動をスタートさせました。

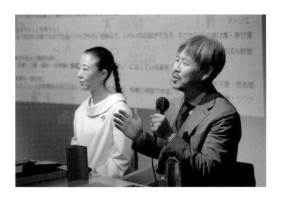

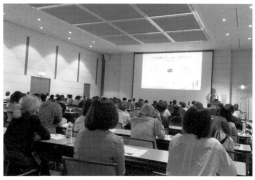

## 【実践】人生の最期に関する研修の継続から広がる輪

東大阪プロジェクトの活動の柱は、さまざまな研修会です。その1つ、エンドオブライフ・ケア研修では、最終段階を迎えた患者さんへの対応を医療・介護職も含めたすべての職種を対象に行っています。相手のお話を反復する、あえて沈黙を保って患者さんの話をお聞きする技術などは、多くの職種で参考になるはずです。もう1つ名物研修になっているのが「縁

起でもない話をしよう会」です。普段あえて口にしない「縁起でもない話」を語り合い、「人生をいかに生ききるか」を考えるもので、鹿児島県鹿児島市の妙行寺で実践されているものを取り入れました。

月に数回の研修を地道に重ね、各地からオンラインでも受講できる人気の講座には500名超を集めるまでに成長しました。

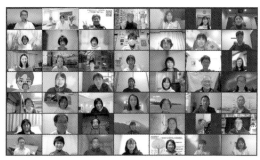

コロナ禍で研修はオンライン開催に。
結果的に全国から参加できるようになった

## 【成果】ゴールを示したことで、生まれ始めた「つながり」

2023年から「まちカフェ」という全職種の人々が集まるトークカフェイベントの開催もスタート。懇親会やお悩み相談、名刺交換を自由に行うことで、「お互いの顔の見える関係を築くことが大事だと思ったんです」と川邉さんたちはいいます。

直接会うことで、これまでコロナの影響からオンラインでしか交流できなかった各職種の参加者たちの「つながり」が可視化されるようになりました。当初は、川邉さんのクリニックに近いカフェでのみ行われてきましたが、開催場所を広げつつあります。東大阪市内の地域包括支援センターと同数である22か所の開催場所を確保する必要があり、市域全体に連携が広がり自走が始まるまではまだ時間がかかります。

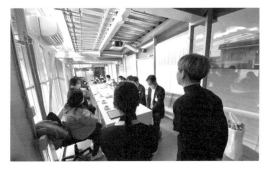
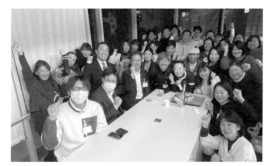

2023年から始めたトークカフェイベント「まちカフェ」

それでも着実に「すばらしい方と出会い、活動の輪が広がってきました」と川邉さん。活動の母体となる「おだやか法人いばしょ」を設立し、講演活動を通じた東大阪プロジェクトの知名度向上、ファンづくりにも力を入れ続けています。

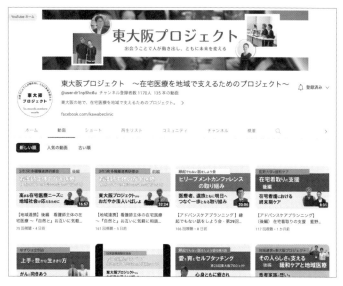

YouTubeチャンネルを開設し、継続的に動画配信をおこなっている

## 【まとめ】「地域包括ケア」という言葉がなくなる日まで

「地域で支えるなんて、本当は当たり前であってほしいこと。だから私たちの究極の目標は2030年までに『地域包括ケア』という言葉自体をなくすことなんですよ」と、川邉さんたちは真剣な表情で笑います。患者さんを自宅で看取るために始めた在宅医療クリニックが、地域づくりや多職種連携の実現の先導役となっているのです。（取材：蒲原雄介）

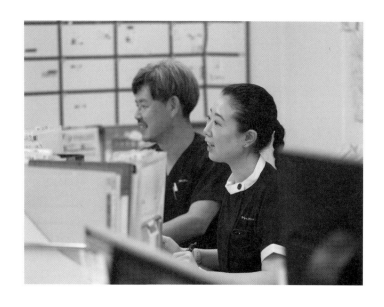

# 子どもが毎日通いたくなる
# プレイフルなメディカルテーマパークをデザイン

つくば公園前ファミリークリニック 院長：中川将吾さん

クリニックがあるのは、つくば市の市街地から外れた森林の中。ここには市内や茨城県内はもとより遠方からも多くの子どもたちがやってきます。小児整形専門で特殊な医療にも対応することも原因の1つですが「メディカルテーマパーク」を自称する独特のクリニック運営スタイルに人気の秘密が詰まっています。
院長の中川さんは、クリニックではなく"遊び場"をつくりたかったといいます。

## 【課題設定】小児科が全ての子どもを診るのは本当に適切か？

中川さんが専門に選んだのは、小児科でも整形外科でもなく「小児整形」でした。リハビリと聞くと、歯を食いしばり、痛みを我慢しながら取り組む姿を思い浮かべる方もいるかもしれません。また、大人では成果が出やすいリハビリの手法を、骨格が異なる子どもに当てはめた結果、機能回復どころか悪化させてしまうことも起こりえます。小児科は本来、内科的な疾患を専門とする診療科であり、整形外科の高度な医療を提供するのは難しいのが現状です。
中川さん自身は小児整形の最先端といわれる病院で、1年で300件の手術に携わるなど研鑽を積みましたが、小児整形の専門家がいない病院では本来子どもには必要のない手術が行われている実態を知りました。

## 【実践】通いたくなる子ども専門のクリニックをつくろう！

整形外科は割合として高齢者のリハビリ施設が多く、子どもを専門に診る医療機関はまれです。そこで中川さんは、子どもとその家族だけにターゲットを絞り「つくば公園前ファミリークリニック」（通称：ファミリハ®）を開業しました。実際に他の病院で改善が見られなかった子どもの歩行が、ファミリハに来院した最初のリハビリで保護者が驚くほどの成果をあげるなどの実績も残せました。

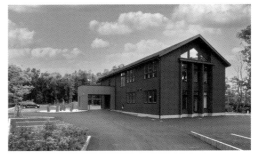

つくば市の中心地からやや離れた山林に
戸建で新築したクリニック

中川さんが手術だけでなくリハビリの研究に取り組んできたこと、理念に共鳴して集まった
リハビリスタッフが質の高い医療を提供したことに加えて、「通いたくなるクリニック」を実現
できたことが大きかったといいます。

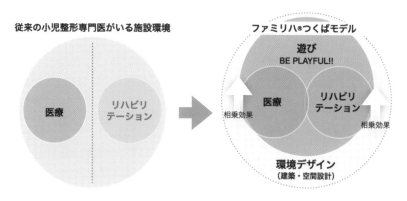

従来の小児整形外科医が働く施設環境。
医療とリハビリテーションの効果的な連携以前
に、外来リハビリテーションに特化した施設が
現状存在しない。

「医療」と「リハビリテーション」を融合・連
携させ、全体のテーマである「遊び」"BE
PLAYFUL!!"が、乳幼児からの能動的な運動
を促進する環境をデザインしたのが、ファミリ
ハつくばモデル。

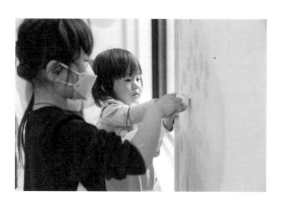

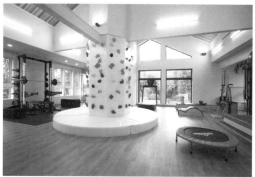

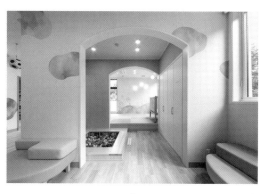

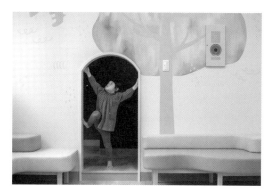

ここがクリニック？ 遊園地さながらに子どもが遊びたくなる仕掛けが満載
（写真提供：NPO法人チア・アート、三井ホーム）

昔に比べて子どもの運動機能の低下が社会課題となりつつある中で、『運動や身体を使った遊びが好き』な子どもを増やしたい。そのために中川さんは、クリニックの内部にさまざまな"仕掛け"を施したのです。「痛くてつらい必要はありません。子どもにとっては、遊びこそがリハビリになるんです。だからクリニック内にしっかり遊び場をつくる必要がありました」（中川さん）

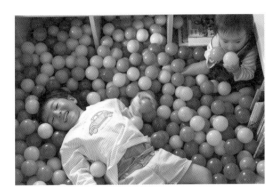
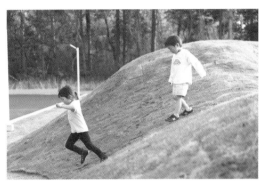
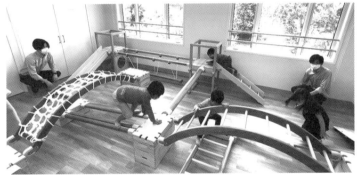
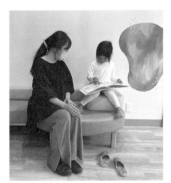

ボールプールや敷地内につくられた小高い丘で子どもたちが遊ぶことがリハビリにつながることも

建物の中は、クリニックというよりまさに遊び場で、子ども向けの歯科医院なども参考にしたといいます。1階にはボールプールや絵本コーナー、2階にはボルダリング、巧技台（滑り台や鉄棒、はしごなどが合体した遊具）など。リハビリのために来院したはずが、全身を使って全力で遊び続ける子どもたちの姿があちこちで見られます。

夏休み期間は、遊具の無料開放を行った結果、「帰りたくない！」と日が沈む頃になっても元気な声が毎日のように聞こえます。

## 【構想】 クリニックの隣に障がい児保育園をつくる

中川さんはクリニックの開業前から保育園を併設したいと、構想を温めてきました。保育園は、2025年のオープンを目指し、当初は0～2歳児に限定して受けれる予定。クリニックを開業して以来、小児リハビリで成果をあげてきたからこそわかってきたノウハウを活かすつもりです。

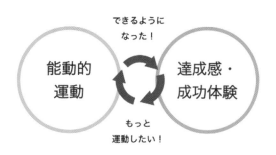

「建物の外と屋内の境界線が曖昧な造りにすることで、遊び場を限定させない。その結果として、外に目を向けられるようにしたい」と中川さんはいいます。また低年齢の運動発達が心配な乳幼児に向き合ったリハビリ保育を提供するために、障がいのある子どもも受け入れられるよう一時保育や児童発達支援事業所も拡大できるような計画を進めています。

保育園で働く人々も保育士や栄養士など保育のプロと、理学療法士・作業療法士や看護師など医療のプロが力を合わせる相乗効果が見込まれます。

## 【まとめ】 BE PLAYFUL!!な『ファミリハ®モデル』を各地へ

BE PLAYFUL!!――子どもたちの遊び心を育みたいという中川さんたちの願いがこもった言葉は、ファミリハ®のトップページに掲げられています。いかに子どもがワクワクするかという目線からつくられたクリニックは、「子どもたちのため」の第一歩に過ぎませんでした。保育園構想の次は、「ファミリハ®モデル」を各地へ広げたいと中川さんは考えています。
「医療者がいる場所＝病院じゃつまらないですよ。病院の殻を破って、社会に還元していくべきです。お金を払っても、待ち時間があっても行きたくなる"メディカルテーマパーク"を広げていけば、社会は変わりますよ」
（取材：蒲原雄介）

# 人の心が共鳴するクリニックをデザイン

医療法人社団誠祐会 秋葉原スキンクリニック
理事長：堀内祐紀さん

スタッフの着用するスクラブ、患者さんが使用するタオルやクリームなどスキンケアに関わるもの、日常的に使われるサプリメントなど、クリニックが独自に開発した製品で診療が行われています。本当によいものを自分たちの手で作り、共感してくれる人に届けたいから。「市場のニーズが高く売りやすいものを作る」という現代マーケティングのセオリーには逆行するように、「自分たちがほしいものをつくる」ことを極めた先には、新しい世界が待っていました。

## 【観察】「働いている私たちが楽しくない」

子どものころから無機質な病院という空間が嫌いだったという秋葉原スキンクリニックの院長を務める堀内祐紀さんは、自身が美容皮膚科クリニックを開業してからも「野暮ったくて没個性的なアイテム」に囲まれながら診療を行う日々でした。医療機関として安全性を重視することは大切ですが、医療の現場にあるモノは保守的で変化を嫌う考えのもとに作られていると感じていました。「働いている私たちが楽しくない。患者さんも楽しいはずがない」と半ばあきらめていたといいます。

## 【着想】きっかけは10周年のオリジナルマグカップ

開業10周年を迎えるタイミングで、クリニックでは患者さんや取引先などに配布するノベルティとして院長オリジナルデザインのマグカップを作成しました。遊び心を追求したこの世にひとつしかないマグカップが好評を博したことで、堀内さんの心に火が灯ります。
「自分が持ちたい、触りたいものを作ることは、そんなに難しいことじゃないと味を占めたんです」モノづくりにめざめた堀内さんはその後、スタッフが着用するスクラブのオリジナルデザイン、生地にこだわったタオルやガーゼ、サプリメントの開発を次々に手掛けます。いずれも素材を厳選し、本物志向にこだわりました。

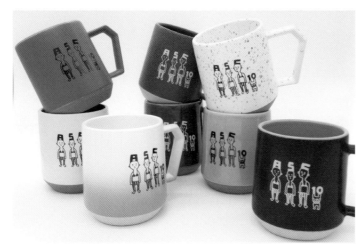

クリニック設立10周年のオリジナルマグカップ

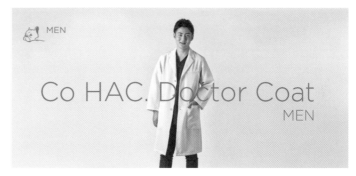

医療者向けのオリジナルのユニフォーム（白衣やスクラブ）を制作・販売

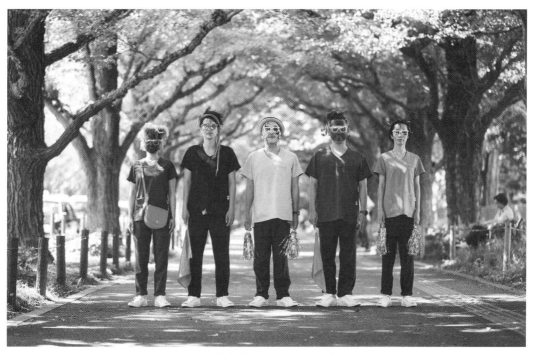

instagramを中心にブランドコンセプトを発信

## 【課題設定】医療用スクラブは作業着のはずなのに動きづらいのはなぜ？

「医療用スクラブは作業着のはず。それなのに動きづらかった」（堀内さん）。特に肩関節のあたりが窮屈で腕を上げ下げしづらいことで、施術中の動きに制約が生じます。原因は、2次元で作る型紙の構造にありました。そこで、動きやすさを追求してきたスポーツユニフォームを専門とするデザイナーの力を借り、紳士服スーツを作るような3次元の型紙を採用して、脇と袖に余裕を持たせました。ポケットの中身がこぼれ落ちにくい構造、シワになりにくい清潔感のある生地にもこだわって製作。見た目もスタイリッシュになり、患者さんからも「他と違ってカッコイイ」などの声が寄せられました。

## 【成果】「本物志向」の患者さんが集まり、クリニックのファンへ

自分たちが納得、安心して使えるものを他の人にも使ってほしいと考えて、クリニックのECサイトを立ち上げました。よいもので「こころを満たし、使う人の健康を叶える」というコンセプトは、既存の患者さんを中心に多くの人から支持を集めることになります。

クリニックの価値観に共鳴してくれる人、「本物志向」の患者さんが集まり、集患にもつながるようになりました。また従来から通院している患者さんがより一層クリニックのファンになってくれるようになったと、堀内さん。

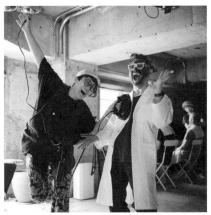

オリジナルブランドの撮影のワンシーン
左側が堀内さん

## 【まとめ】開発への投資が、広告費削減とファンの増加をもたらす

小売店で既製品を買う場合に比べれば、素材の購入から自前で行うオリジナル製品には最低でも3〜4倍、ものによっては10倍ほどコストが多くかかります。それでも採算性よりも、本当によいもの＝誰もが安心して使え、心や体によい影響を与えるものづくりを優先してきました。通常、美容皮膚科では患者さん集めのために、月に数百万円単位のマーケティング予算を投下することも珍しくありません。しかし秋葉原スキンクリニックでは、一般的な大多数に向けた広告を行うことなく、クリニックの評判を聞きつけたうえで来院する相性の良い患者さんが自然に集まるようになったといいます。

（取材：蒲原雄介）

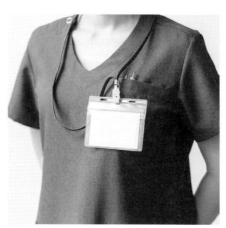

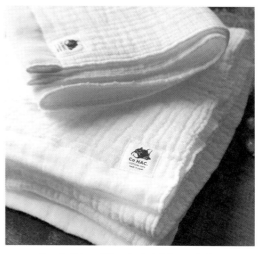

使い心地にこだわったオリジナルのタオル

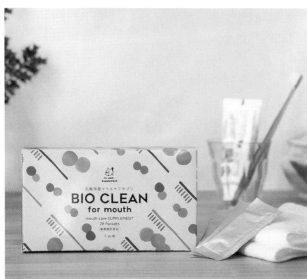

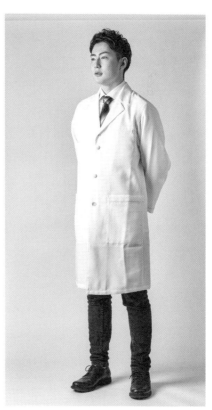

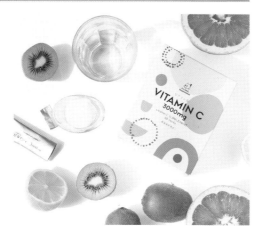

堀内さんが手がけるオリジナルブランドは
全て「自分たちがほしいもの」というコンセプトに基づいている

# 働く人が幸せになる
# 病院の新しい形をデザイン

東京都済生会中央病院
健康デザインセンター長 特別院長補佐：白波瀬丈一郎さん
<ruby>白波瀬<rt>しらはせ</rt></ruby><ruby>丈一郎<rt>じょういちろう</rt></ruby>

2019年に白波瀬さんは院長に請われて、東京都済生会中央病院の健康デザインセンター長を任じられます。長年、精神科医として診療の第一線にいた白波瀬さんは産業医として、メンタルの不調を抱えて休職した方たちの復職支援を続けてきました。英語では「Center for Health Design」と表記されることから「C4HD」と略されます。この4には、

- ・病気や障害を持つ患者さん
- ・健康な人
- ・地域社会
- ・病院で働く人々

の4方向で健康をデザインしたいという決意が込められています。

従来の病院の得意分野である患者さんの「治療」、患者さんの社会参加、社会復帰をサポートする「社会的支援」。さらに、病気でない健康な人も対象にして、「予防」や、健康に生活できる環境を作る「健康な『場』づくり」からなる4つの領域をカバーします。

## 【課題設定】職員が幸せでないのに患者さんを幸せにできるか？

4つの領域をカバーすることを目指した健康デザインセンターでしたが、折からのコロナ禍で対外的な活動は軒並み頓挫しました。結果、病院内で働く職員へのプライオリティが上がりました。未知なるウイルスとの先の見えない闘いに、職員の表情には不安、混乱、そして疲れの色が日を追うごとに濃くなっていきました。

## 職員が幸せでなければ、患者さんを幸せにできるはずがない。

そんな信念のもと、ストレスを抱える職員と向き合おうと、白波瀬さんは職員のメンタルサポート窓口を立ち上げます。

職員にとって、メンタル面の助けを求めるハードルは高かったようです。「弱いと思われる」「色眼鏡で見られる」といった不安です。そのため、立ち上げた当初はメンタルサポート窓口を利用する職員は多くはありませんでした。

**白波瀬丈一郎さん**
(しらはせじょういちろう)

1986年に医学部を卒業。その後精神科医として、主に思春期患者とパーソナリティ障害患者を対象に精神分析的精神療法と精神力動的入院治療を行う。その傍ら、病棟運営や精神科以外の診療科への支援（コンサルテーション・リエゾン）に携わることで、集団、組織、そして環境のもつ「人を守り育む力」実感するようになる。同時に、その力は心理的重圧がかかると容易に損なわれることに気づき、学んできた精神分析的な知恵を集団や組織に応用できる可能性を考え、実践。2009年から開始した産業精神保健事業KEAP(Keio Employee Assistance Program)はその成果の1つ。

2020年4月から勤務している東京都済生会中央病院健康デザインセンターでは、産業精神保健事業に加え、「病院の新しい形をデザインする」というミッションに取り組む。

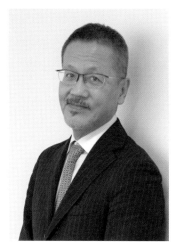

写真：白波瀬丈一郎さん
（HCD-HUBより）

図. 新たな「病院」のための成長マトリックス

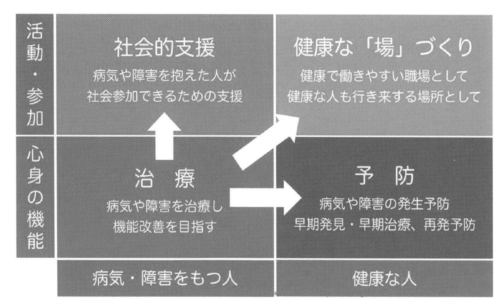

引用）HCD-HUBの記事より（https://www.hcd-hub.jp/magazine/interview/3832）

## 【実践】「御用聞きスタイル」で職員1人ひとりと向き合う

「ここで、企業に出向いていた頃の経験が活きた」と白波瀬さんはいいます。当時、職員は「健康デザインセンターは実績のない謎めいた組織」という印象をもっていました。そこで「御用聞きスタイル」で現場に出向き、現状は「異常な事態」であり様々な不調が出るのは「正常な反応」であること、でも放っておくとそれこそ病気になるので、気になることがあれば気軽に声をかけてほしいと職員に伝えていきました。

どの組織にも変化することへの抵抗が存在します。ここで白波瀬さんが意識したのは、敢えて「成功を目指さない」ことです。結果が問題ではなく、まず「動いてみる」ことの大切さ、楽しさを強調したのです。

## 【成果】相談・共有できる人が院内にいるという安心感

コロナとの戦いに疲れた現場の看護師などと対話するうちに、「職員たちが患者さんの話を聞くばかりで、自分の話を聞いてもらう体験が乏しいと気づいたんです」と、白波瀬さんはいいます。

「業務改善」などと錦の御旗を掲げるのではなく、もっと「この病棟を良くしたい」と、多くの職員に共通する気持ちを軸に職員たちの話を傾聴しました。上司による面談でもなければ、業務連絡でもありません。少しずつメンタル改善の成果が出てきて、白波瀬さんたちのプロジェクトに対する肯定的な評価が増えていきました。
「一度、心理的安全性を感じてもらえれば大丈夫。その職員にとって、都合が悪い内容でも相談・共有できる人が院内にいるという安心感がもたらす業務への影響は大きいのです」と白波瀬さん。

## 【まとめ】「患者さんにとって何が最適か」を現場目線で判断

取材時点で、「臨床はやっていない。僕の患者さんはこの病院そのものですよ」と笑う白波瀬さんは、院内の会議でも意識的に心がけていることがあります。それは「答えを出さないという選択肢」をいつも用意しておくこと。
会議は基本的に、何か答えを出すものと考えられがちです。特に忙しい職員が出席する会議では、答えを出すことが目的になるのはこれまでの自然な流れといえます。ただし、答えを明確に出しづらい場合もあります。特に人間を対象とする医療現場では、相手に合わせて最適解が異なる場面も少なくないでしょう。無理にまとめようとして抑圧的な作用が働くと、組織にとってはマイナスとなる可能性もあります。だからこそ「答えを出さな

いという選択肢」をいつも用意しておくことが重要であると白波瀬さんはいいます。
精神科医や臨床心理士が、いわば専属で院内の職員のメンタルをケアするという成功事例
として広がっていくのか、白波瀬さんたちの挑戦に注目です。
（取材：野﨑礼史）

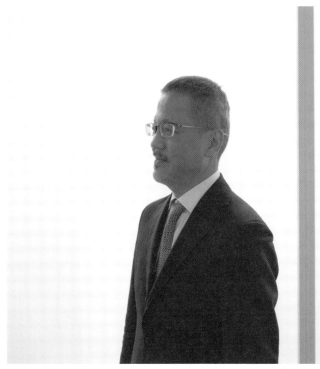
写真：白波瀬丈一郎さん（HCD-HUBより）

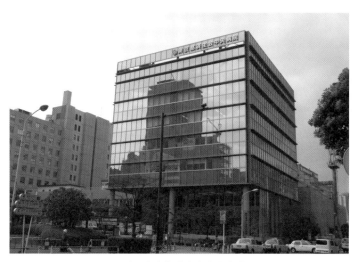
写真：東京都済生会中央病院

# 病院の固定観念を打ち破る空間デザイン

社会福祉法人 仁生社 江戸川病院
院長：加藤正二郎さん

院内には壁画、彫刻、アートや動物小屋まで並ぶ。一見奇抜、奇想天外に思える空間。しかしそこには「いかにも病院らしい病院は要らない。患者さんにもスタッフにも楽しい病院を作りたい」という前院長と現院長の兄弟の思いがありました。

江戸川病院の内部はアートであり、カフェ空間であり、不思議なダンジョンになっています。「病院」という言葉を耳にした際に思い浮かぶ一般的なイメージとはかけ離れた雰囲気の空間です。待合室の壁や天井だけでなく、検査室やスタッフの控室までもがオリジナルの絵画、オブジェで飾られています。さらに動物園かと間違うほどの珍しい動物が園内、いや院内で飼育されています。イグアナやリクガメ、深海魚やフラミンゴ、エミューまでが飼育・展示されており、職員の中に飼育員もいるほどなのです。

## 【着想】昔ながらの病院らしい雰囲気を変えたかった

雰囲気を変えたいといっても、すぐに建て替えができるような経済的余裕はありませんでした。そこで購入されたのは、巨大なプリンターです。院内のいたるところ、壁や天井などが前衛的な模様や著名な映画を模した絵画などで張り替えられています。これらは院長である加藤正二郎さんの実兄である前院長の発案でした。巨大なプリンターから生み出されるユニークな壁紙やポスターを前にして、最初は職員にも大きな戸惑いもあったと予想されます。しかし、それがいつしか当たり前になり、職員からも「こんな絵を入れたい」などアイデアが出てくるようになり、患者さんからの評価や関心も高まっていきました。

## 【課題設定】患者さんにとって何が最適か？

2012年に前院長の加藤隆弘さんががんのために逝去し、院長を継いだ弟の加藤正二郎さんは思いを引き継ぎながら、改革を継続しようと奔走します。ただ「風変わりなもの」ではなく、患者さんや医療従事者にとって「意義があるものか」を確認した上で、アイデアを院長が承認するようになったといいます。災害拠点病院にも指定される規模の病院で経営者また医師として日々患者と接する加藤正二郎さんは、「患者さんにとって何が最適か」を現場目線で判断しています。

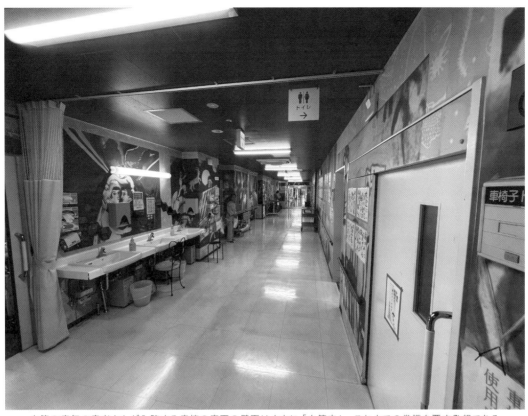

血管の病気の患者さんが入院する病棟の廊下の壁面はまさに「血管内」。これまでの常識を覆す発想である

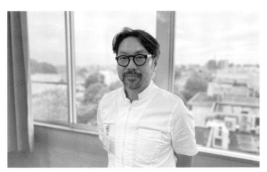

現院長の加藤正二郎さん

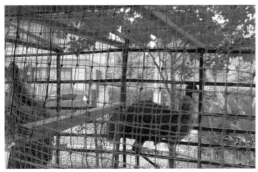

病院の敷地内にいるエミュー

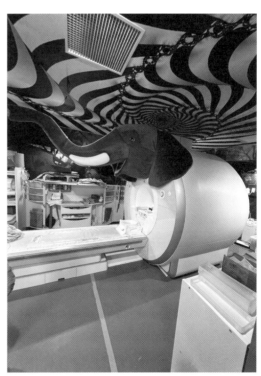

MRIは象のオブジェに目が行くが、天井もユニーク

## 【実践】本質的な医療の充実の一環としてのアート

「安心してください。ここは江戸川病院です」の救急窓口の天井に書かれた文字、これは救急搬送された患者さんのためのアイデアです。動物を飼育し始めたために獣医や飼育員を雇用したり、専門の広告デザイン室が設置されたり、独自の進化を続けています。ただし「アートはあくまで手段の1つ」と加藤正二郎さんはいいます。

本質的な医療の充実として、手術ロボット「ダ・ヴィンチ」をいち早く導入、がん治療のための化学療法センター、次世代の放射線治療などもいち早く導入しています。

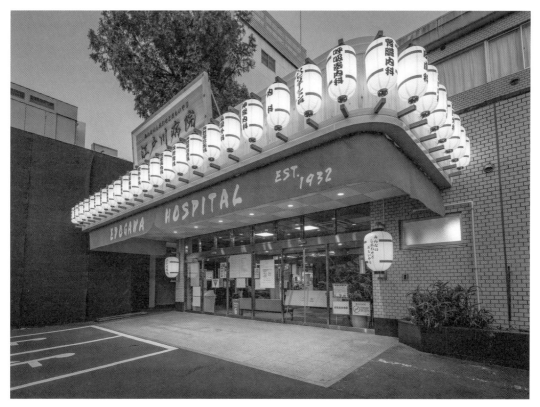

江戸川病院の新しいエントランス

## 【まとめ】空間デザインの力で、患者さんも働く職員も変わる

江戸川病院は、病院とはまじめで、画一された空間「でなければならない」という常識を打ち破ったといえるでしょう。「働く人、患者さんも楽しく過ごせる空間なら医療の質も自ずと向上する」という信念のもと、働く職員が誇りを持っているさま、常連の患者さんが違和感なく過ごしているさまに空間デザインの効果を実感しました。

（取材：蒲原雄介）

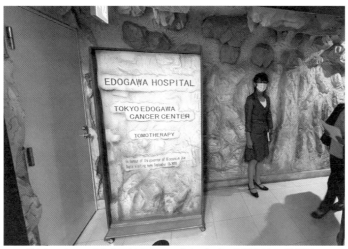

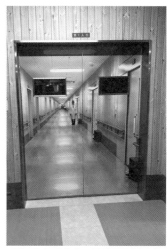

がんセンターへの入り口はアミューズメントパーク顔負けの「洞窟」。

扉の先に見えるのは貼られた写真

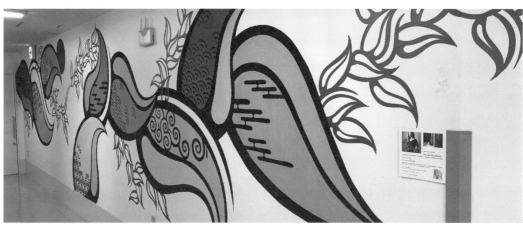

病院内には作家によるダイナミックなアート

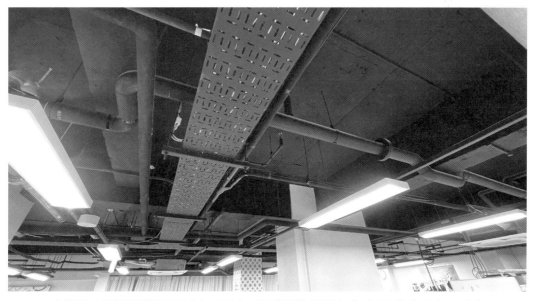

非常識とも思える透析室のスケルトン天井も、江戸川病院の理念とプロセスに基づいたものである

# 「敬愛を、かたちに。」
# 理念が浸透する組織をデザイン

医療法人社団 守成会 広瀬病院　理事長：廣瀬憲一さん　看護部長：東弘子さん
ひろせけんいち　　　　　　　　　　　　　ひがしみつこ
医療安全対策室長：上岡佳代さん　緩和ケア認定看護師 師長：滝澤里織さん
かみおかかよ　　　　　　　　　　　　　　　たきざわさおり

神奈川県相模原市の広瀬病院は、経営危機の状態で両親から受け継いだ廣瀬さんが立て直し、成長を続けてきました。71床の中小病院ながら、地域医療に欠かせない存在と院外の医療者からも一目置かれています。自院だけでなく、地域社会に最適な医療を提供したいと取り組む廣瀬さんは、今後の広瀬病院の行く末を「託したい」と考え、これまで大切にしてきた経営理念を言語化しました。世の中には作って掲げただけで終わってしまう標語も少なくない中、広瀬病院では多くの職員の中に確かに受け継がれています。

## 【課題設定】なんでもリーダーが関与し抱えてしまう状態を変えるには？

「2008年に病院の経営を引き継いだときは収入が落ち込み閉鎖寸前でした」と廣瀬さんはいいます。しかしその後10年で採算性を高め、意欲と能力のある職員を登用し、廣瀬さん自らがリーダーシップを発揮して改革を行った結果、見事病院経営の立て直しに成功しました。成果が上がるようになった反面で「病院はよくなったけど、廣瀬先生が倒れたらおしまい」と、内外から課題も指摘されるようになります。優れたリーダーが陥りがちな「なんでも本人が関与し抱えてしまう状態」を変えるためにも、廣瀬さんは院長職を辞するとともに経営も極力スタッフに任せる決断をしたのです。

## 【実践】行動指針の「コア」を込めた経営理念と法人ロゴ

何か1つだけでも、今後の行動指針となる「コア」になるものを伝えたい。そう考えた廣瀬さんが考え抜いて、紡がれた言葉が「敬愛を、かたちに。」でした。法人の名前「守成」には、「創業者のあとを受け継いで、その事業を固め守ること」という意味があります。「先達だけでなく、同僚、患者さん、業者さん、そして地域の人。全ての人たちに尊敬と愛情を持って関わりたい」という決意を経営理念として示したのでした。

しかし、ロゴとともに経営理念をビジュアル化しても、多くのスタッフに受け入れられ、受け継がれるかには別のハードルが存在します。「敬愛」の意味を伝えるために、病院の歴史が詰まった動画を自作したり、経営理念について発言する回数を増やしたりし、職員が言葉に触れる回数を増やしていったといいます。

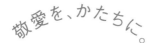

# 敬愛を、かたちに。

医療法人社団 守成会

**SHUSEIKAI**
MEDICAL COLLABORATION

## 敬愛を、かたちに。

守成会の守成とは、
「創業者のあとを受け継いで、
その事業を固め守ること。」
を意味します。

私たち守成会では、創業者はもちろん、
同僚、患者さん、業者さん、そして地域の人。
全ての人たちに尊敬と愛情を持って関わります。

コミュニティをあらわす輪の中に存在する
上下の2つの人をあらわすシンボルは、
相手の人生を輝かせるために
土台として下からしっかりと支える
医療人としての誇りと敬愛を、かたちにしたものです。

2019年に廣瀬理事長が中心になって定めた医療法人社団守成会のロゴマークと経営理念

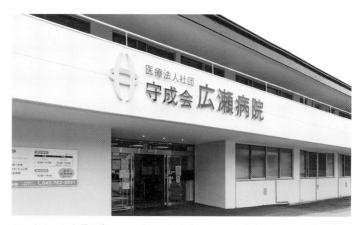

アットホームな雰囲気で、スタッフ同士やスタッフと患者さんとの距離も近い

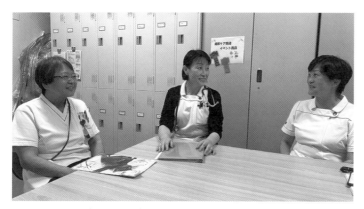

取材を受ける左から東さん、滝澤さん、上岡さん

## 【現場の声（1）】「自分で意味を調べて伝えた」

最初聞いたときは、「へえ、そんな言葉なんだ〜」程度の感想しかなかったと思います。ただ、管理者となり研修で院外に行くと、広瀬病院が自分たち以上に周囲から高く評価されていることを知りました。

そのタイミングで改めて「敬愛ってどういう意味だろう」と自分で調べたところ、「人を敬い、慈しむこと」と書いてあったんです。それまで、患者さんやそのご家族のことを念頭に置いていたのですが、改めて全職員に対しても向けられた言葉だと気づいたんです。

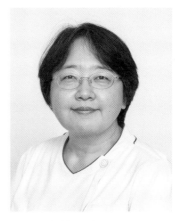

看護部長 東弘子さん

自分なりの解釈で、今年の入職者に伝えたり、看護師長、看護主任向けの勉強会でも敬愛の話をして、その後に病院としての理念や、看護部としての目標を伝えるようにしています。自分の言葉で、敬愛を表現することで自分の理解や敬愛も深まったのではないでしょうか。

## 【現場の声（2）】「一生懸命取り組んだら、身近に敬愛があった」

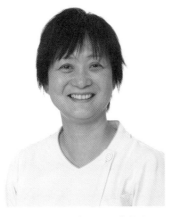

医療安全対策室長 上岡佳代さん

「敬愛」は私たちの身近にあると実感しています。1つは患者さんとの関係で、以前担当していた患者さんと偶然お会いすると、「偶然あなたに会えたから、もう今日1日私元気でいられる！」などと、声をかけていただくことが多いんです。患者さんのお話をゆっくりお聞きしたり、私がくわしい分野の相談に乗って差し上げたりしたときのことをずっと覚えていてくださっているんですね。私としては看護師として当たり前のことをしただけのつもりでしたが、これが敬愛の力だなと思います。

もう1つは、私が医療安全対策室でゼロからガイドラインに取り組んでいたときです。先が見えない作業でしたし、他のスタッフに新たな負担をかける業務でもあるので悩みもありました。それでも医療安全の成果を第一に思いを貫いた結果、多くのスタッフが前向きな反応を示してくれました。働いている人同士の敬愛を感じた瞬間でしたね。

## 【現場の声（3）】「いつも目の前に敬愛を体現している理事長がいた」

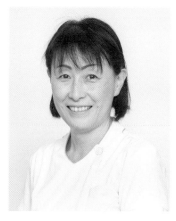

緩和ケア認定看護師 師長
滝澤里織さん

「敬愛」という言葉を意識するまでもなく、目の前でずっと見せられていたという表現が近いかもしれません。私はもともと在宅診療部に入りたくて広瀬病院に入職しました。自宅で過ごすことを希望する患者さんやご家族にうまく対処できなかった経験があり、広瀬病院には在宅診療部があるのでここで学びたいと思ったんです。

当時の院長である廣瀬憲一さんが文字通り「24時間のかかりつけ医」として、誰よりも在宅医療を実践されていて、走りっぱなしの日々を送っていました。まさに敬愛の姿そのもののような働きぶりだったと思います。しかも家庭的な雰囲気で働かせてもらって、私も勉強を重ねて緩和ケア認定看護師の資格を取得できました。だから私にも、敬愛という言葉の意味を辞書で引いた経験はあるのですが、「体現している人が目の前にいた」という印象のほうが強いです。「建物は古いけど、家庭的な病院だよね」と患者さんからいわれることも本当に多いんですよね。

## 【まとめ】経営理念が自然と伝播していく仕掛け

「敬愛」という実体がなく、数値などで目標を示すものでもない抽象度の高い概念は、人によって捉え方の差が生まれやすいものです。ただ「理解が人によって異なることはまったく構わない」と理事長の廣瀬さんは話してくれました。

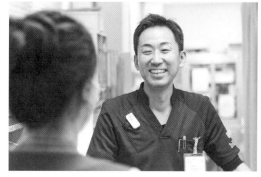

理事長の廣瀬憲一さん

解釈が厳密であることよりも「シンプルな言葉」「誰もが腑に落ちるもの」「歴史に基づきながら、未来になっても色あせない言葉」という要素が経営理念に求められる中で、「敬愛を、かたちに。」は条件が見事に当てはまっていたのでしょう。かつ、強要することなく、職員同士で自然な形の伝播に取り組んでいる仕掛けにまさにデザインを感じました。

（取材：蒲原雄介）

# 精神疾患に悩む人を1人でも多く救うために「多機能型心療内科」モデルをデザイン

医療法人イプシロン（多機能型心療内科グループ）　理事長：高尾哲也さん

患者さん1人ひとりへの対応が大切なのはもちろんですが、精神科の医師が1人で切り盛りするクリニックで診察できる人数には限界があります。困っている患者さんの数を思えば、組織化しかない。そしてレベルが高い医療を均等に届けるために、組織づくりに取り組んできました。規模が大きくて、風通しが悪い組織にならないようにした工夫とは？

「多機能型心療内科」を掲げるイプシロンは、大規模な精神科病院と比較して自らを「ベンチャー企業型クリニック」と評しています。精神科デイケアや就労移行支援、心理相談、訪問看護、心理検査などクリニックの多機能化、チーム医療を推進しました。141名あまりのスタッフで、年間のべ18万名もの患者さんの治療にあたっています。患者さんのプライバシー保護や、1人あたりの診療にかかる時間を考えると、組織で1つの目標に取り組んだからこそ実現できた数字といえます。

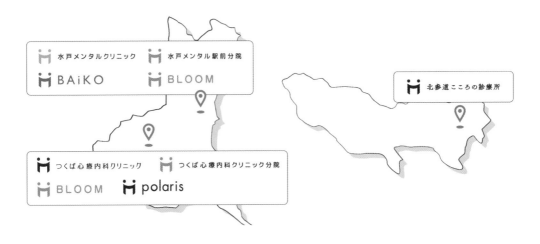

## 【課題設定】診てもらえない精神疾患に悩む患者さんへできることは？

精神科や心療内科の特徴として、1人の患者さんの診察に多くの時間が必要となる点が挙げられます。その結果、各地で精神科病院やクリニックで初診を受けるまで「1〜2か月待ち」という状況が起きているのです。完全予約制が多い精神科では「そもそも初診の予約が取れない」ために困っている患者さんが多いといわれています。精神疾患に悩んでいる患者さんは、長期間受診を待っている間に病状が悪化してしまうケースも考えられるでしょう。

メンタルクリニックは個人経営がほとんどで、約9割で常勤医は院長1人のみが診察にあたります。そのため受診や薬物治療はできても、受診後のさまざまな治療を受けるにも制限があることは否めませんでした。

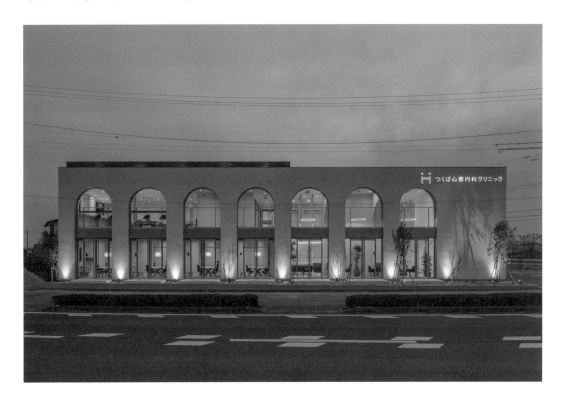

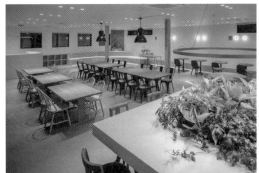 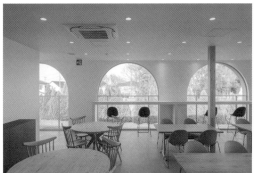

2023年5月に開院したつくば心療内科クリニック

## 【着想】患者さんを「線」で支援するためにクリニックを多機能化へ

最初に開業したのは茨城県水戸市でした。「1つの心療内科クリニックを開設しただけでは到底ニーズに応えきれませんでした」という高尾さんは、水戸市内やつくば市、東京都内にも分院を展開します。さらに、クリニックの多機能化にも着手しました。メンタルケアの専門家による患者さんへの支援メニューは多岐にわたるため、クリニックを受診すれば、精神

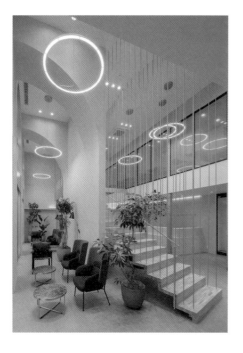

科デイケアや就労移行支援、心理相談、訪問看護、心理検査などのサポートをワンストップで受けられるように採用を強化して、適切な人員を配置したのです。

「患者さんには、医師と話したいこともあれば『看護師さんに聞いてほしい』また『このスタッフに伝えたい』なんてことが結構あると実感したんです」（高尾さん）

医師による診察時間を十分にとっているつもりでも、患者さんは「短くて不満」だと感じていたケースもありました。触れ合う時間を長くなることは、診断的にも治療的にもよい影響を与えると考え、それには多職種の専門家が接点（タッチポイント）を作ることが重要だと決断したのです。

とはいえ、1つの組織の中で連携し、能力を発揮するのは容易ではありません。多くの一般的な企業でも、人数が増えれば増えるほど人材のマネジメントは難しくなります。いわゆるセクショナリズムといわれる縦割り化や、タコツボ化＝自分の仕事以外への無関心などが引き起こされるケースも多く見られます。

## 【実践】拡大する組織のための人事評価制度の制定と研修制度の充実

人員が増えて急拡大の始まった医療法人では、採用に力を入れるのはもちろん、人事評価制度の骨格作りに着手します。医師、看護師、保健師、精神保健福祉士、心理士、作業療法士、医療事務などの職種が一堂に働く中、公平・公正な制度が求められました。「会社と医療法人では、利益と医療のどちらを第一とするかは一致しない点には注意。

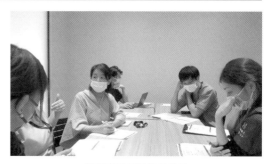

組織内での研修の様子

しかし、働くのが人間だという仕組みは同じ」（高尾さん）あえて一般企業向けの既存システムを利用しました。組織が大きくなり100人を超えるあたりには研修制度も拡充し、部長職、主任職などと「組織の節」を増やすことで、連携を実現したといいます。

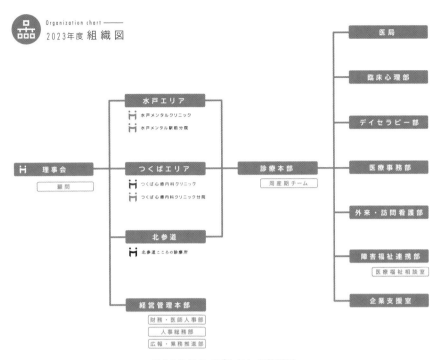

Organization chart ——
2023年度 組織図

- 水戸エリア
  - 水戸メンタルクリニック
  - 水戸メンタル駅前分院
- 理事会
  - 顧問
- つくばエリア
  - つくば心療内科クリニック
  - つくば心療内科クリニック分院
- 北参道
  - 北参道こころの診療所
- 経営管理本部
  - 財務・医師人事部
  - 人事総務部
  - 広報・業務推進部
- 診療本部
  - 周産期チーム
- 医局
- 臨床心理部
- デイセラピー部
- 医療事務部
- 外来・訪問看護部
- 障害福祉連携部
  - 医療福祉相談室
- 企業支援室

2023年のイプシロンの組織図

## 【構想】各地で「多機能型心療内科」モデルが広がる

今後、イプシロンのような多機能型のクリニックを増やしていくことが受診できずに困っている患者さんを救う1つのカギになると高尾さんたちは考えています。そのためにイプシロンのメソッドを共有し、各地で同様の経営スタイルが広がってほしいと、若手の精神科医を対象とした勉強会にも力を入れ始めています。

「そもそも独立した小さな組織がつながるだけでは生み出せるインパクトに限界があります。志を同じくした仲間と、治療上で必要なら採算が取りづらい事業にも取り組みたいのです。そのためには、質を担保しながらの規模化は欠かせません。もっと輪を広げていかなければ」高尾さんが率いる先進的な多機能型心療内科クリニックの挑戦は続きます。

## 【まとめ】ナレッジを他のクリニックに応用し、輪を広げる

第2章で紹介した患者さんの満足度を少しでも高めるために呼び出しマイクを撤去したエピソードは、イプシロンのあるクリニックでの実例です。スタッフによる発案から取り入れられた、医師が直接患者さんに声をかける診察スタイルが現在も継続されています。自社で蓄えてきた過去のナレッジを掘り起こして、他のクリニックに応用できるのは「連携の力」といえるでしょう。（取材：蒲原雄介）

# 「地域を１つの大きな家族に」の実現へ
# 地域社会のあり方とケアをデザイン

株式会社ぐるんとびー　代表取締役：菅原健介さん
<small>すがはらけんすけ</small>

神奈川県藤沢市、小規模多機能型居宅介護をはじめ、ぐるんとびーが複数の介護施設を営むのは、高齢化率が60％超の団地の一室。地域全体を１つの家族に見立て、全員が「ほどほどに幸せ」な状態を目指す独自の取り組みは、高齢者ケアにかかわる公的な賞を受賞するなど国内外で高く評価されています。

利用者さんの「やりたい」「こう生きたい」という希望をかなえるために、ぐるんとびーは存在する。要介護度が進み、嚥下のままならない高齢者が望む食事を摂ってもらうには、生命のリスクまで侵しかねません。それでも「危ないからダメ」ではなく「ではどうすれば実現できるか」と考え、行動するアプローチには批判もつきまといます。
それでもなお、ぐるんとびーを突き動かすものとは？ さらなる進化に向けた構想とその先に描いている未来像を考察します。

## 【課題設定】誰もが当たり前に人生の小さな幸せを得られる社会のためには？

お年寄りだから、自分一人ではできないから、生命の危険を伴うから。「もう一度だけ海に入りたい」「死んでもいいからカツ丼が食べたい」といった要望をかなえてあげられない介護現場があります。むしろ聞き届けられる環境が稀有だといえるでしょう。
本気で利用者さんの希望をかなえようとすれば、介護保険の枠組みには到底おさまりません。限られた人員の中で、業務効率が優先し、できる限りの介護サービスを提供するべき。特に民間企業が営む事業ならこうした考えが王道といってもいいでしょう。

しかし菅原さんは違いました。「誰もが当たり前に人生の小さな幸せを得られる社会」のほうが重要だと考えたのです。

## 【実践】本人の「やりたい」を見逃さない、あきらめない

「人生の最期にもう一度だけ」こうした切実な希望を訴えられること自体が特別な関係性を築いてきた証だといえます。「何かやりたいことは？」と問いかけても、多くの利用者さんから自然に聞かれる言葉ではないでしょう。

脳こうそくと認知症があっても海に入る人、入院先の病院で「ペースト食のみ」と診断された人。吐血の対策、吸引の準備や誤嚥予防、医師や看護師をはじめ多職種によるアセスメントを経て、実行に移します。その成果は、希望がかなえられたときの利用者さんの破顔する表情が物語っているといっていいでしょう。どんなに小さなことでも「やりたい」という希望を見逃したくないし、あきらめたくない。

1つひとつの取り組みから、着実に新たな方法論、引き出しがぐるんとびーには蓄積されていきます。

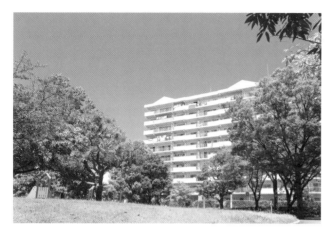
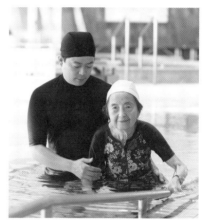
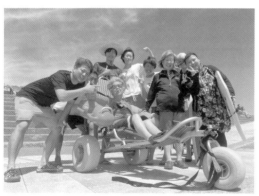
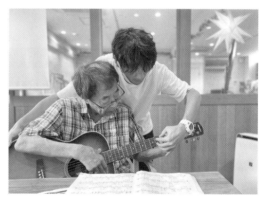
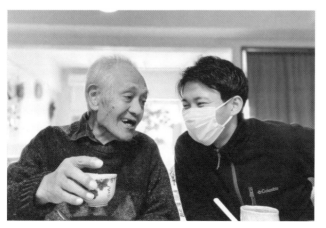
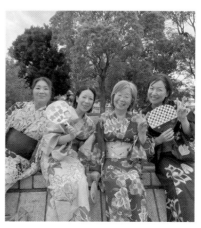

## 【創意工夫】徹底的に話し合い、最適解を探し続ける

「正解は常に変わります。その時点での最適解を探し続けるだけ」そのときにやりたいこと、どのような最期を迎えたいか、など人によっても時期によっても、答えは移ろいゆくもの。だからその瞬間で情報と対応はアップデートされるのだと、菅原さんだけでなく、ぐるんとびーのスタッフは口を揃えます。

とはいえ実行し続けるのは簡単ではありません。「介護事業としてここまでやるのは無理」だと、一般的な介護事業者に過度なプレッシャーと期待をかけているのではないかと感じることもあるそうです。もちろん、ぐるんとびーでも力が及ばずに実現不可能なこともあります。スタッフの主体性を最大限に認めながらも、個人がなぜできないんだ……と責めたり、抱え込んだりしないような仕組みも必要です。

## 【成果】ぐるんとびーの理念に共感する動きが広がる

ぐるんとびーの哲学や理念に共感する人が増え、各地に広がってほしいと、菅原さんたちは各地からの視察を積極的に受け入れてきました。また全国各地に普及させる取り組むの第一歩として、インターネット上でぐるんとびーの知恵や考えをまとめたガイドラインが学べるeラーニングシステムがまもなく発表される見込みです。

ぐるんとびーの理念に共感する人も着実に増えています。しかし、ぐるんとびーそのものが全国各地に存在するわけではありません。既存の介護事業者への波及、将来的にはスタッフが独立して故郷に想いを受け継いだ施設ができればいいとも菅原さんは考えています。

## 【まとめ】共生社会とは何か

すでにぐるんとびーの取り組みは介護の枠組みを越えています。経済的に困難の多い母子家庭と高齢者世帯をルームシェアする機会をつくるのもその一例です。家賃の支払いを軽減できるだけでなく、若い世帯は高齢者の安否確認や食事の用意をして協力し、高齢者は子育てを支援する多世代型ルームシェアといえる取り組みです。
「共生」「1人も取り残さない」などといった言葉を、単なる標語ではなく徹底的に追及する姿に、菅原さんやスタッフたちの仕事を越えた優しさを感じます。
（取材：蒲原雄介）

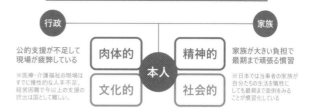

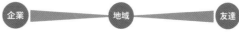

ぐるんとびーの行動指針の一部。
図の中心にも「本人」が配置されている

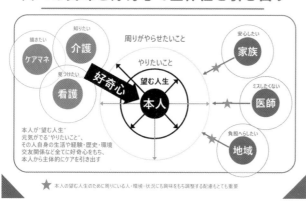

ぐるんとびーの行動指針の一部。
それぞれの立場から人とどう向き合うかが記されている

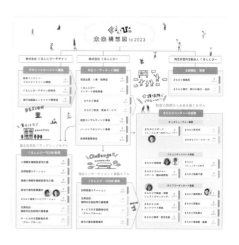

公式サイトに掲載している「未来構想図」
ぐるんとびーの構想は変化し続けている

# 離職率が高い介護現場を
# 介護の本質への追求から強い組織をデザイン

和が家グループ　代表：直井誠さん

和が家グループが掲げる認知症ケアは、利用者の尊厳や個性を守り、その人ができる可能性を最大化するために関わる介護です。重視されるのは事業者の効率ではなく、「人」です。そのためには、効率重視型よりも多くの人手がかかることは想像されます。

しかし「人手を増やしたいからこそ、誰でも採用せずに人を絞る」方針が取られました。離職者が多く出ることを前提に、採用ハードルを下げて大量採用する方法は、一般的なサービス業でも聞かれる話です。しかしミスマッチが増える原因にもなり、利用者も含めてだれも幸せにならない。そう考えた直井さんは、あえて逆に採用ハードルを上げる方法をとりました。数ありきの採用をやめた結果、時間はかかったもののグループの中核を担う人材を育成できました。

## 【課題設定】介護職の離職による負のサイクルから抜け出すには？

虐待とはいえなくても不適切とされるケアや職場の人間関係など、介護職の中には悩みを抱えている人が少なくありません。そのため和が家グループの目指す「利用者のためのケア」に共感し、入職を希望する人自体はこれまでも多くいました。しかし短期で転職を繰り返すジョブホッパーもいて、人材が定着しませんでした。経験のある介護職員を採用し、自社のやり方に慣れてもらう頃には退職されてしまう悪循環で、中核となる職員の高年齢化が進むという構造的な問題も抱えていました。

社会全体で高齢者が増えて介護ニーズが高まっているにもかかわらず、人材の供給が追い付いていません。離職率の高さは構造的な課題として考えられています。そうした不足を数で埋めるサイクルから決別しようと決意すれば、当然ながら現場では人手不足に拍車がかかります。現場職員の悲鳴が寄せられながら、代表である直井さん自らも利用者の介護や送迎を担う日々が続きました。

## 【着想】採用面談の第一声に着目

「手が足りない！　早く採用を強化して！」そんな現場の叫びに反するように、直井代表はより一層応募者との面接でのハードルを上げます。注目したのは、応募者の面談での第一声でした。ここで前職への不満の声が挙がるのか、それとも思うような介護を実践できなかっ

た自身の悔しさなのか。まず不満を口にする方は、環境が変わって解消されてもまた新たな不満を感じる傾向にあると、直井さんは分析しました。「自身が取り組みたかった「利用者のためのケア」を今度こそ実現したい」そのような過去の経験から次への期待を抱く方に可能性を感じたのでした。

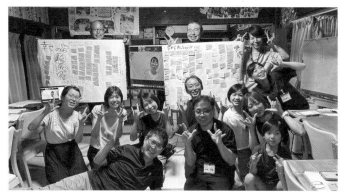

社内研修での様子

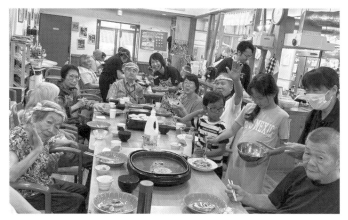

利用者さんもご家族と和が家のスタッフと活動していく中で生き生き

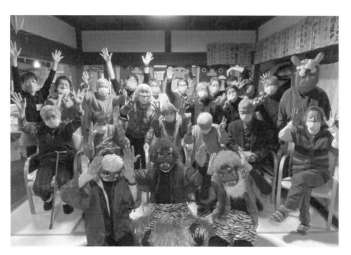

イベントはスタッフも利用者さんもごちゃ混ぜ

## 【成果】メンバーの若返りと定着率の向上の両方を実現

採用の方針転換以降に採用したのは10名。応募者が100名いたため、倍率は10倍です。一般的な介護施設では考えられない狭き門をくぐった精鋭たちは、現在もほぼ全員が在職しています。ただ残っているだけではなく、グループの中核を担ってくれると期待できるところまで徐々に成長してきました。

和が家グループが創設されて12年、当時からいたメンバーが続々と定年を迎える時期になりましたが、新しく加わった彼らの存在により平均年齢は10歳ほど若返りました。この中には、前職で介護うつを患っていた職員もいます。入職当初はパニック障害の再発におびえる日々でしたが、入職後1年あまり、兆候が表れたことさえ一度もありませんでした。

## 【実践】組織の枠を超えた「介護カフェ」

和が家グループは「介護カフェ」と呼ばれる、同じ地域で働く他社の介護職員との交流、勉強の場もつくっています。自分たちが直接かかわる利用者さんだけでなく、地域全体が認知症と上手に付き合ってできる限り充実した人生を送っていただきたいという思いからです。大切にしているのは対話。招かれた著名な講師の話をただ一方的に聞くのではなく「自分なりの考え」をアウトプットすることで学びが深まり、思いが醸成されていくと直井さんたちは考えています。

## 【まとめ】利用者と職員の幸せのために、時間をかけて強い組織を

実践している介護の姿は、効率を優先で考えると非合理的なものと言わざるをえません。しかし、利用者目線の介護こそが本質であり、利用者も職員も幸せでいられるのも事実です。あらゆる組織において賛同する人もいれば、そのやり方が合わないと考える人もいるでしょう。雇用する側、働く側が無理して順応するのではなく「マッチする者同士」が引き寄せあうことが大切なのかもしれません。

安易に物量を頼りにするのではなく、短期的には無理が生じたとしても時間をかけて理念に共鳴してくれる人材を選び出すというこだわりに強い組織が生まれる素地を感じました。

（取材者：蒲原雄介）

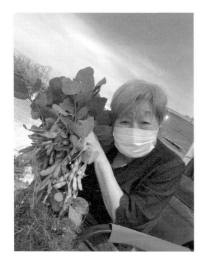
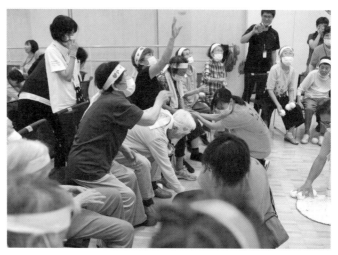
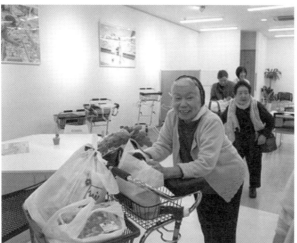
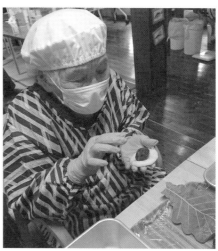
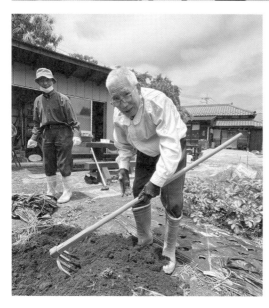
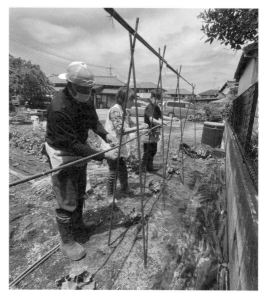

和が家での利用者さんの活動の様子は、私たちが考える「介護を受ける人」の姿とは一線を画す

# 未来の予測から生まれた
# スーパートライアングル病棟のデザイン

社会医療法人ジャパンメディカルアライアンス 海老名総合病院
病院長：服部智任さん
<ruby>服部<rt>はっとり</rt></ruby> <ruby>智任<rt>ともたか</rt></ruby>

「断らない救急」を掲げ、年間1万人を超える救急患者を受け入れてきた海老名総合病院は、神奈川県中央部唯一の救命救急センターの指定を受けています。病院長の服部さんを中心に、人口増、将来の医療需要増を見越して、新たな病棟の建築を進めてきました。大きな組織であればあるほど、さまざまな職種から希望や反対意見が行き交うのは当然でしょう。そこで、服部さんが建築プランを推進した方法を明かしてもらいました。

新病棟の建設という一大事で避けなければならないのは、医師や看護師をはじめとした各職種の職員がいいたいことだけを形にした結果、患者さんも含めて誰にとっても利便性の低い「ただ新しいだけの建物ができあがる」ことです。
直角三角形という特徴的なフォルムからも話題となっている新病棟がどのように誕生したのか、どのように現場の意見を集約したのかをお聞きします。

## 【観察】部分最適の意見の集合だけでは、全体最適は難しい

木を見て森を見ず。新しい病棟を作ると決まれば、それぞれの職種や役職の職員が「ここを変えてほしい」と発言するのは当然のことです。しかも、それは建物全体のことを考えるのではなく、あくまでも自分自身が直接関係するテリトリーに関わることがほとんど。全体の責任者である病院長の服部さんはいいます。

「設計や建設を担当する会社が職員の意見をあまりにも多方面から聞き過ぎた結果、部分最適の集合体に過ぎないものが出来上がってしまったという結果を見聞きしていたんです」
服部さんは、思いついた要望を横断的に集めて、それをそのまま設計側に伝えても全体の最適化はできないだろうと予感していました。

## 【着想】ありたい姿を未来予測という数字のみで示す

そこで服部さんは設計会社に対して、将来の医療需要の予測を示します。「この条件を満たせる病院を作ってほしい。後はプロに任せます」

救急車の受け入れ台数、外来からの緊急入院は1〜2割増と予想するのに対し、予定された入院はほぼ倍増に近い予測を立てました。救急医療を大切なミッションとしながらも、計画的な病院運営を実現しようという意志の表れでした。しかし、この数字を実現するために病床数を大きく伸ばすことはできないでしょう。すると残された道は、より効果的・効率的な医療を提供するしかありません。

設計会社は、この服部さんからの条件提示を受けて、具体的な改善策を提案の中に盛り込んでいきます。

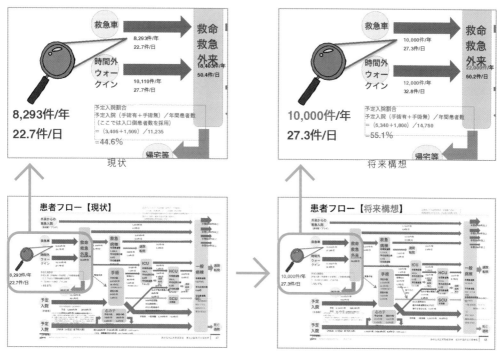

服部さんが設計会社に提出した数字予測の資料
入院方法や病棟の配分などがフローチャートで示されている

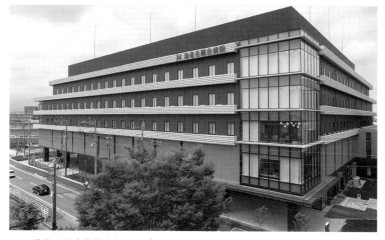

通常の診療業務を行いながら、2023年5月には新病院への移転を行った

## 【課題設定】病棟内での看護師の移動を減らすには？

500床近い入院患者さんのいる病院では、1人の看護師が約10人の患者さんを受け持ちます。旧病棟では、ナースステーションから離れた病室も多く、中の様子を知るには直接訪れるしかありませんでした。病室とナースステーションの往復にかかる時間は無駄と考えると、この距離を縮めることがポイントとなります。

今後、医療提供の効率を高めるには、1人が担当する患者さんの数を増やすなど抜本的な改善を図る必要があります。実験で看護師が万歩計をつけて勤務したところ、1日の歩数は約7,800歩で、4.5km相当の距離を勤務中に行き来していたことになります。

## 【実践】ナースステーションから病室までを近づける設計

新病棟は直角三角形の形状を取る必要がありました。これは敷地の制約上の問題です。一見いびつに思える構造を逆手にとって、設計会社が考えたのは三角形の3つの頂点にナースステーションを配置するプランです。この3頂点の設計により、ナースステーションにいながら約6割の病室を直接ケアできるようになりました。看護師が遠くの病室へと移動する時間が減り、以前よりも効率的に、短時間ですべての病室をまわれるようになったのです。病棟の面積は1.5倍拡大したにもかかわらず、看護師が着用した万歩計の値は、6,500歩弱でした。移動距離が15%減ったことになり、ほぼそのまま15%の時間を看護に有効活用できるようになることを意味します。

## 【成果】業務効率が向上した上に総コストは予算内に

通常のプロセスでは、設計士や建築会社はクライアントに設計図面を見せて確認をとるのが一般的です。しかし、確認する側である病院職員には、図面を見ながら実際の空間をイメージする経験が多いはずがありません。結果として「設計図を見て思っていたのと違う」という状況を招いてしまいます。着工後など、後になればなるほど、修正指示を行えばよけいな工数とコストがかかります。当然、総コストがかさんでしまい「誰もハッピーな結果ではない」状況になるのです。

しかし、海老名総合病院では服部さんの「餅は餅屋に任せる。要望はよいが、余計な口出しはしない」という号令が功を奏しました。新棟の建設に見込まれた当初のコストからほぼ追加でかかる費用は発生せず、見事に予算内におさまりました。そのうえで、職員や患者さんの満足度が得られたのです。

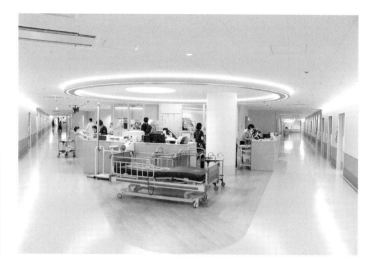
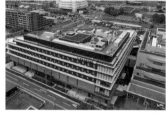
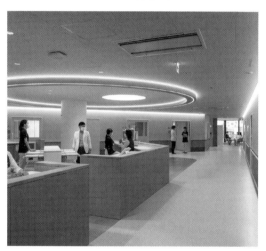
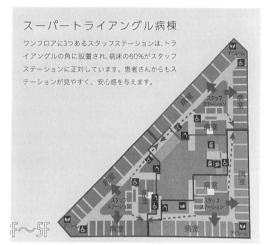

## スーパートライアングル病棟

ワンフロアに3つあるスタッフステーションは、トライアングルの角に設置され、病床の60%がスタッフステーションに正対しています。患者さんからもステーションが見やすく、安心感を与えます。

海老名総合病院のスーパートライアングル病棟

## 【まとめ】合理的かつ公平なトップの姿勢が全体最適化を実現

「医師や看護師からいかなる反論があっても、それは僕がまとめます。だから、最大限の成果をもたらす病院を作ってほしい」文字にすると当たり前のように見える服部さんの言葉ですが、実現するのは困難です。作る側の役割を明確にしつつ、彼らの領域に対して職員が細かな口立ちをしないと担保したのは、専門家としての本来の能力を最大限引き出すためにとても重要だったでしょう。

「たとえるなら、自分（医師）が診断した内容を専門ではない他の医師から別の意見を主張されたらどうか？」服部さんはこのような考えに基づいていたといいます。合理的かつ公平なトップの姿勢が、全体最適化の実現に欠かせなかったといえる事例です。（取材：蒲原雄介）

# 多店舗・多施設の組織を"最適化"デザイン

株式会社サンテ　代表取締役：高橋弘明さん

水戸市を中心に調剤薬局16店舗と介護施設5施設の経営を、創業者である父から託された
のは、2011年のことです。創業から約20年、父が推進してきた店舗の拡大路線を続ける
のは無理だと早々に高橋さんは悟りました。当時勤めていたのはまったく畑違いのエンター
テインメント業界で店舗開発や店舗運営に携わっていたため、調剤報酬や介護報酬という
公定制度に収益が左右される薬局・介護経営の特殊性に気づくまで時間はかからなかった
のです。
先代の思いや従業員などを含めて責任をすべて引き継いだ2代目経営者の葛藤と変革から
見える新しい時代の経営の姿を考えます。

## 【観察】父の経営を継ぐことを決心も、合わない経営スタンス

「おまえ、どうするつもりだ？」がんと闘病していた父の病室で投げかけられた言葉で高橋さ
んとサンテの運命は大きく変わります。東日本大震災で大きなダメージを負った際にも助けを
求めなかった創業社長の言葉の真意を察した高橋さんは、都内の勤務先を退職しました。

やる以上は自分の思うようにやらせてほしい。病室で幾度となく議論を交わしましたが、経
営に対するスタンスの違いが浮き彫りになるばかりだったと高橋さんは振り返ります。「父は
ワンマンで、会社を大きくしてきたという自負がありました。だから拡大路線の一点張り、トッ
プダウンでまわりに指示するばかり。でもこれから先は変えていかなければならないと思っ
ていました」

## 【課題設定】スタッフが自ら考え、判断する力を養う組織をつくるには？

親の後を継ぐにはまず平社員で入社させて、何年か修行を積む。または薬剤師の資格を取
るために大学へ通い直す。こうした選択肢を取るだけの時間は、高橋さんには残されていま
せんでした。
そこで国際医療福祉大学が行う社会人向けのスクールや国の主催するさまざまなセミナーへ
積極的に出かけます。薬局は調剤報酬、介護事業所は介護報酬によって収入が決まる特殊
性が、高橋さんには安定しているようでいて、先の見通しが不透明な業態に映りました。

自身の会社員経験から、トップダウン型は短期的にはすばやい成長をもたらせるものの、長く組織を発展させるにはスタッフが自ら考え、判断する力を養うことが大切だと、高橋さんは考えていました。同時に、会社として守るべき規範や行動原則を改めて認識してもらいたいと考えました。

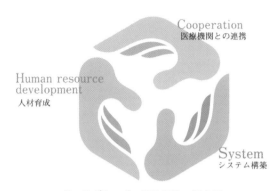

サンテグループの薬局事業の概念図

## 【実践】ポケットサイズの経営方針を毎年、全社員に配布する

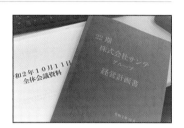

2012年に2代目社長となって以来、高橋さんは毎年作成する経営計画書を、スタッフ1人に対して1冊ずつ年初に配布しています。多くのスタッフが20の店舗や事業所で離れて勤務する中で、逐一指示を受けるのではなく自分で考えてほしい。その際に拠り所となる理念や目標に立ち返れるように、ポストカードと同じくらいの携帯できるサイズで冊子を作成しました。

高橋さんが作成した経営計画書

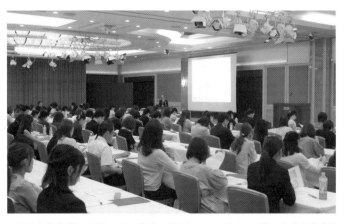

半年に一度の全体会議。実績・DI・薬事・リスクマネージメント等、内容は多岐にわたる

冊子として配るだけでなく、半期に一度全体会議の場で、直接自分の言葉で社員に内容を伝え会社の方向性を示しています。

厚みは約40ページで、「人を大事にする心」と大きな文字で書かれた経営理念に始まり、社員の幸せの追求や患者さんのことを第一に考えた行動指針などが盛り込まれています。薬局ならでは、特にサンテの個性が現れているのは「加算に関する方針」と書かれたページです。調剤報酬の加算は薬局の経営に大きな影響を与えます。2剤以上の内服薬を一包化する場合の一包化加算や、後発医薬品へと置き換わらない薬局で調剤基本料が減点されるなどが代表的な例です。（2022年調剤報酬改定時点）

## 加算に関する方針

1. 加算は薬局が儲かるために算定するものではない。
   加算とは国が政策誘導を行うために設定するものである。

2. 基本料よりも高い加算が作られたことを我々は真摯に受け止めなければならない。
   （地域支援体制加算2）

3. 加算は取りやすいからベタ取りするというものではない。
   必要な方に丁寧に説明し、患者様の為に算定するものである。
   取りやすいという理由で安易に算定すると必ず後で大きな代償を払うことになる。

4. 我々が大変だから、難しいから、費用対効果が悪いからといって
   新たな加算に取り組まないと対応しない、
   対応しているが加算を算定しない薬局に、
   国は不必要の烙印を押してくる。
   我々はこれからも地域に貢献し続ける為にも加算に
   前向きにチャレンジし続けなければならない。

5. 加算を取るための必要な教育、設備に力を入れていく。

6. 前向きに加算にチャレンジしている薬局、薬剤師、
   ファーマシーパートナーを評価する制度を作る。

高橋さんが作成した経営計画書の18、19ページ目に記されている「加算に関する方針」

高橋さんは「生き残り」という言葉を頻繁に使い、薬剤の不足など、業界再編の波の見通しが見えない不安を隠そうとはしません。「場当たり的な儲かるか、儲からないの議論をする時代は終わりです。薬局は、薬剤師はどんな価値を提供できるかを問い続けなくてはならない」と、スタッフにも問題提起を続けています。

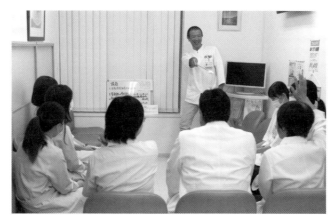

インターンシップでの様子

## 【まとめ】 スキルや知識を身につけて生き抜けるように

サンテでは「患者さんのためになる資格ならなんでも」取得すると月給がアップする人事制度が取られています。この制度は社員のほか非正規雇用のスタッフにも適用され、接遇やPCスキルなど「患者さんのために役立てる」レポートを提出して、複数の資格を取得しているスタッフもいます。

「この業界では特に今、もっとも避けなければならないのは思考停止で同じことをやり続けること」と高橋さんはいいます。

「補助制度は、国の制度や会社方針の劇的な変化が予想される中、対応できる余裕を身につけておかなければ、決まったことしかできない人や会社になってしまうことを危惧して、人材育成のために始めました」
道しるべを与えつつ、1人ひとりのポテンシャルを最大限に活かそうとする試みはこれから真価を試されることとなるでしょう。
（取材：蒲原雄介）

# イキイキチイキの実現へ
# 医療・介護・治療が連携する地域医療デザイン

医療法人 泰大会 薬師台おはなぽっぽクリニック　副理事長・院長：野口泰芳さん

東京都の南部、神奈川県の境に位置し、昔からベッドタウンとして知られる町田市。もともと市街地では父が整形外科クリニックを経営していました。

2015年、野口泰芳さんは住宅と田畑が並ぶ丘の中腹に「薬師台メディカルTERRACE」を治療家の兄たちとともに開業しました。薬師台おはなぽっぽクリニックのほか、兄が経営する接骨院や歯科、介護事業者と薬局が集う医療モールです。

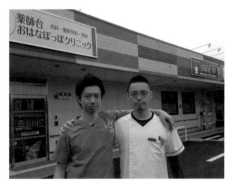

2015年、薬師台メディカルTERRACE
オープン直後の野口泰芳さん（社写真右）。
左は実兄の野口泰昭さん。

取り組んでいるのは、医療と治療と介護が連携して、取り残さないサービス提供。病気になったから病院に行くのではなく、健康なうちから地域住民が集まりたくなる「拠り所」としての機能を目指し「医療や治療をいらなくするのが究極の目標」といいます。そのために医師である自身や周りのスタッフにどう働きかけてきたかを聞きました。

## 【着想】地域で求められている医療を考え、外科医から総合診療医へ

野口さんは町田市の隣にある病院で長く外科医として勤務をしていました。現在のメディカルTERRACEの構想を兄から聞いて開業を決意した際に選んだ道は総合診療医。「手術もできて、内科医の動きもできる医者らしい医者の姿が開業医には求められるのではないかと思って」手術中心の生活から、全人的な医療に取り組みました。

「医療にかからなくてよいように」予防と治療を行う兄の接骨院と、「それでも医療が必要になった患者さんを診る」野口さんのクリニックの連携が功を奏して、開業直後から順調に患者さんからの支持が拡大していきます。医療と治療、さらに介護を一体で提供し、外来に加えて訪問診療にも取り組みました。

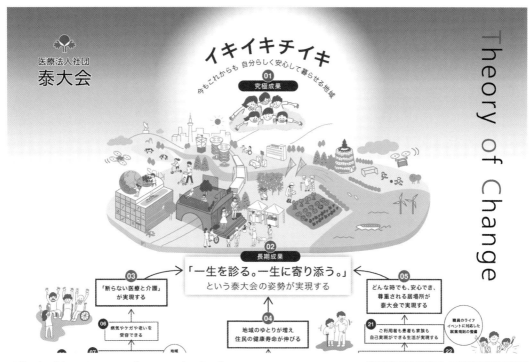

監修：(一社) セオリー・オブ・チェンジ・ジャパン
デザイン：(一社) 日本医療デザインセンター

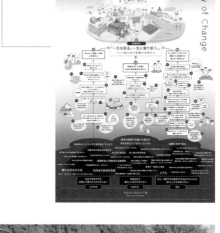

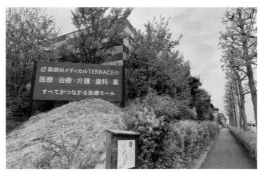

東京・町田市の郊外にある「薬師台メディカル
TERRACE」は地域住民の拠り所になっている

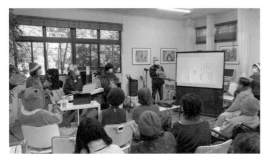

薬師台メディカルTERRACE内のイベントでの
地域住民による演奏

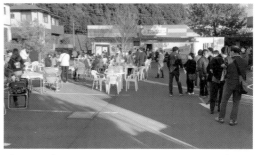

薬師台メディカルTERRACE内ではスタッフおよび地域
住民が親睦を深められるイベントを開催

## 【課題設定】"一生を診る。一生に寄り添う。"を実現するためには？

一方、薬師台メディカルTERRACEから離れた場所にある、父の整形外科は、外来と訪問リハビリの対応を行っていました。仮に訪問診療が加わると、外来がおろそかになってしまう懸念があるのは、患者さんが多いからこその悩みだったともいえるでしょう。

ただ整形外科まで自分の足で通院していた方も足腰が弱ると1人、また1人と通院の継続が難しくなる方が出てきます。「これまではそこで私たちとのご縁が切れてしまっていました。私たち泰大会の活動指針は一生を診る、一生に寄り添うです。そういう意味でかかわった患者さんに切れ目なく必要なサービスを提供する目標を果たせていないことは明らかでした」（野口さん）

## 【実践】地域のあらゆる人を診るために訪問診療を開始

2023年に、泰大会はセオリー・オブ・チェンジ（理想の姿から逆算し、事業が社会をどのように変革するかを表した理論）を発表しました。"一生を診る、一生に寄り添う"を実現させれば、理想の姿「イキイキチイキ」に到達できるとするもので、イキイキチイキの下には、「今もこれからも自分らしく安心して暮らせる地域」と補足されています。

野口さんのような総合診療医を目指したいと、自身のクリニックを手伝ってくれる医師が何人も現れるようになり、野口さんは空いた時間を使って父の整形外科の応援を始めました。その結果として、これまでやりたくてもできなかった整形外科の訪問診療をスタートできたのです。
「地域のみなさんのためには先生の力が必要！」と、父の背中を押したのは野口さん。自身が新たな挑戦を始めることで、周りの人にも進化・変化を促すことを実感した出来事でした。

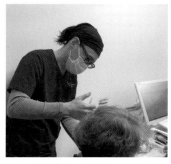

父の整形外科で診療する野口さん

## 【成果】医療・介護・治療の壁を越えて「連携」が生まれる

成果は早速表れています。整形外科の外来で通院されていた患者さんが治療を求めて、家族の助けも得ながら薬師台の整骨院に通うようになりました。薬師台ではデイサービスも受けられます。徐々に通院そのものが困難になると、再び整形外科にかかり訪問診療を受けるというものです。法人の中で、患者さんの情報が共有されているのはもちろん、引き継ぐ適切なタイミングも自然と分かるようになったといいます。

しかし、医療・介護・治療の連携は口でいうほど簡単には実現しないと、野口さんたちは考えています。野口さんや各施設の幹部職員だけでなく、現場にいる各職員が「連携」という発想を持ち始めたのは、この2～3年前後のこと。成功例、実践例を間近で見ることで、組織の壁を越えた職員たちの連携が増えてきました。それだけ普段の仕事に追われていると、「自分の目の前にいない患者さんの姿を想像するのは簡単ではない」のだといえるでしょう。

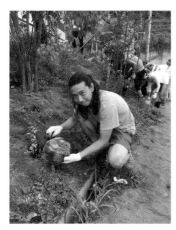

「まちにわプロジェクト」での植樹

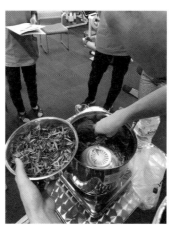

「みどりとカラダのプログラム」での
ハーブづくり

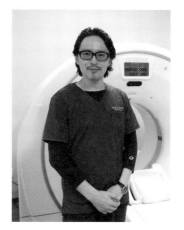

総合診療医として病気の早期発見を
目指す野口さん

## 【まとめ】医師の役割は診療だけではないと自ら実践

町田は「町」と「田んぼ」が共存する町だと、野口さんはいいます。薬師台メディカルTERRACEを中心に、農業のスペースやみどりを施設の敷地内に取り入れて「自然の力も借りて長く健康な地域を」という思惑もあるそうです。

「同じ医師でも、診療だけしていた頃の自分とはだいぶ違います。こんな世界を知れてよかった。でも経営、組織のマネジメント、連携……を高いレベルで実現するには、まだ進化が必要」と笑う野口さん。医師自ら、役割の殻を破った体験を伝えていくことで、連携の成功例が広がっていくのかもしれません。（取材：蒲原雄介）

# 利用者さんの「生ききる」を助ける
# 近い関係のデザイン

株式会社櫻想 - 介護事業所名：侍
代表：諸橋正哉さん　サービス提供責任者：櫻井聡美さん

全国各地で介護職員の離職や、人員確保がよく問題視されていますが、株式会社櫻想が経営する訪問介護事業所「侍」では、職員の離職に対して、「課題」には挙がっても、大きな「問題」とはならないそうです。どういう考えなのでしょうか？
その要因を櫻想の代表の諸橋正哉さん、サービス提供責任者の櫻井聡美さんのお話から紐解いていきましょう。

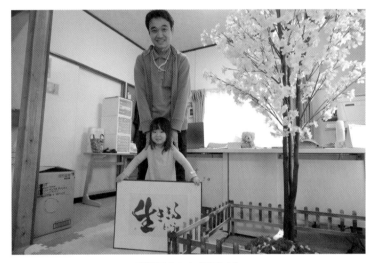

諸橋正哉さん（写真上）

## 【成果】人事トラブルの予防と低減

諸橋さんは2020年4月に訪問介護事業所を他社で立ち上げ、それを自ら買収する形で、2021年7月に現組織の訪問介護事業所「侍」をスタートさせました。サービス提供責任者の櫻井さんとともに採用や人材育成などの人事管理をしています。「生ききることに向き合う」という会社の理念の共有を大事にし、スタッフそれぞれの価値観とも結びつけていくため、日々の業務をする中で話をしていきます。

それぞれの価値観と向き合うことで、個々あるいは集団から要望があったとき、会社として対応できることはスピード感を持って実行し、できないことはできない理由とともにしっかり

と伝えています。そうして職員の満足度や定着率を上げると共に、離職する可能性や要因とも向き合っていると諸橋さんはいいます。

離職の要因として、組織と個人間の考え方や価値観の違いが挙げられます。ただ、どちらかが悪いというわけではありませんし、「価値観が違うにもかかわらず同じ方向を向いているふりをして長年一緒に進み続けるほうが問題」だと諸橋さんたちは考えています。また離職を想定しながら、事業の展開スピードを変化させることを、日々絶えず行っています。

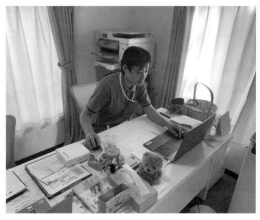

諸橋さんは経営に必要な事務処理なども中心に担当

立ち上げから3年あまり経過し、不測の離職者は0名です。また、ほとんどの離職者は6か月以内です。入職して1〜2か月経った時点で「やってみたけど価値観があわなかった」「体力的に難しかった」などの理由から早期のミスマッチングでの離職になっています。そのため育成する側が「せっかくあんなに教えたのに……」というストレスが生まれづらくなっています。

## 【創意工夫】長く働いてもらうための秘訣は、採用面接にあり

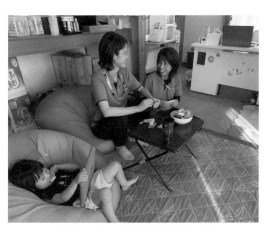

介護サービスの内容を検討するのは
櫻井さん（写真右）の役割

侍がおこなっている人事施策はさまざまですが、最も重視されているのは採用面接です。最低1時間以上、平均2時間程度の長めの時間をかけて、侍側は2名以上の体制で話し合いが行われます。

この話し合いは、形式ばったものではなく、業務中に利用者さんへ使う言葉遣いのように自然な雰囲気で話すことで、就業後のギャップをなくそうと諸橋さん、櫻井さんは務めます。

「どんな介護スキルよりも、この人と"ずっと一緒にいたいか"を重視しています」と櫻井さん。人手を早く確保したいという意図はあっても、お互いの考え方や姿勢への理解をあいまいにしないこともポイントです。現場見学を含めて2時間以上かける場合もあり、ときには涙しながら話をする見学者もいて、さながら人生相談のような面接になる場面もあります。

面接で選ばれるのは対話を大切にできるスタッフです。入職後、利用者さんに対しても自分の言葉で思いを伝えられれば、そのぶん介護の質も向上します。働くことへの価値観、実際の働き方もスタッフごとに尊重されていて、利用者さんと同様にスタッフの表情や体調にも気配りは欠かされません。日々の声かけと、家庭事情などに配慮した個別相談が大事だと考えています。

スタッフからは「変に気を遣わなくていい」「上司とのやり取りが心地よい」と評価される職場になったといいます。「素の自分を受けて入れてくれる職場だと、働くのは本当に楽しい」これは、あるスタッフの言葉です。

## 【実践】利用さんの意思やスタッフの働く目的に耳を傾ける

櫻想が介護業務をする際、大切にしているのは「介護＝奉仕ではなく、本人がやりたいことを本人自身ができるよう助けること」という考え方です。そのことが伝わらず、「ただ助けてあげたい」だと介護の本質からずれてしまうと、諸橋さんは話します。

「人手不足を理由に、その場しのぎの穴埋め要員を入れる企業は衰退の道をたどります」と櫻井さん。だから櫻想ではスタッフを「人員」とは呼びません。長年にわたって複数の介護施設で働くことを経験した2人だからこそ「理念の共有は難しい」という言葉にも実感がこもります。

「利用者さんが周囲によって生かされるのではなく、自分の意志で人生を全うできるように」「スタッフにとって働くことの意味や目的をじっくり聞いて、この人に介護の仕事が必要なのかを深く考える」ことが、利用者やスタッフとの付き合いを、より濃く形作る秘訣だと2人は考えます。

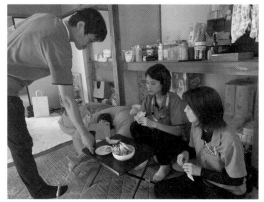

櫻想では子どもを職場に連れてくることも可能
みんなが自然にいられる空間を目指す

## 【展開】よりオープンな介護の実現へ

働きやすい環境づくりにも余念がありません。職場に子どもを連れて出勤できるようにしたことや、スタッフへの事務所の解放や食事提供など待遇面の工夫にも力を入れています。

スタッフは毎月、希望に応じて、気持ちの整理や相談のための個別カウンセリングを受けたり、体のメンテナンスのためにボディケアを受けられたり、癒やしや元気が得られるための施策が続いています。「一部の専門家や家族だけでなく、もっとオープンな介護を実現したい」と櫻井さん。利用者、近所の方などが、気軽に出入りできて、会話を交わせる場所を将来創っていきたいとも櫻井さんは話しています。

## 【まとめ】エリアを限定し、地域に深く関わる濃密な関係づくり

利用者さんの生き方に深く関わるため、櫻想のサービス提供エリアは事務所からわずか半径200m 以内に限定されています。利用者さん、スタッフともに一緒に自らの人生について考え「生ききる」ことと向き合えるには、このコンパクトなサイズが重要と考えているためです。このように密集した場所だからこそ醸成される濃密な人間関係は、少しずつ他の地域にも広がっていくのかもしれません。（取材：椎名雄,）

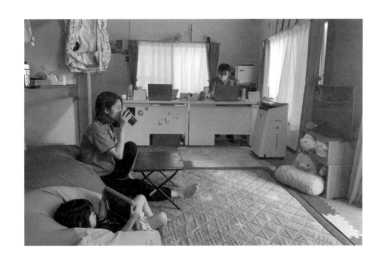

# 薬剤師の役割をリ・デザイン

くろーばー薬局　代表取締役・薬剤師：岡田裕司さん

「薬剤師に必要なのはコミュニケーション力、調剤室の中から外へ出たほうがいい」神奈川県相模原市でくろーばー薬局を営む岡田さんの持論です。さまざまな仕事がAIやロボットに代替される可能性が指摘される中で、調剤薬局や薬剤師ならではの条件を活かして、地域医療への貢献を続けています。無人化、省力化やドライブスルー導入による接触機会の削減など、薬局と薬剤師の業務改革に挑むことで成し遂げたいことをお聞きしました。

## 【観察】 対物から対人へ。変化する薬剤師と薬局の役割

調剤報酬の見直しなどから、特に中小の薬局経営が厳しくなっているといわれます。これまで薬剤師にしか認められていなかった業務、たとえばピッキング業務や一包化された薬剤のチェックなどを調剤補助員や調剤事務などがワークシェアできるようになりました。それでは薬剤師の仕事は何か？ 2015年の時点で、厚生労働省がこれまでの対物業務から対人業務へシフトする方針を「患者のための薬局ビジョン」で示したように、薬剤師のやるべき仕事と、薬局の在り方について変化が求められています。

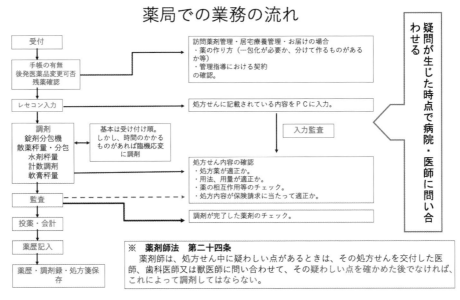

岡田さんが作成したフローチャート「薬局での業務の流れ」

### 薬局での業務の流れ（調剤薬局の外来業務）

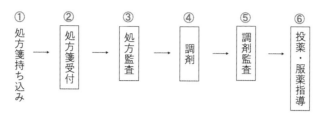

① 処方箋持ち込み → ② 処方箋受付 → ③ 処方監査 → ④ 調剤 → ⑤ 調剤監査 → ⑥ 投薬・服薬指導

規制や制度を考えない場合、今現在で
自動化・機械化出来るのはどこまでだと思いますか？

岡田さんが作成したフローチャート「薬局での業務の流れ（調剤薬局の外来業務）」

これまでも薬剤師の仕事は多岐にわたってきました。医薬品の調剤や販売にかかわる仕事や患者さんへの服薬指導、処方内容が適切かをチェックすること、薬に関連した情報を広く市民に提供すること、重要な薬品の管理も任され薬剤師がいない店舗では販売できない薬もあります。

「今は規制がありますが、それさえなければ薬剤師でなくてもできる仕事が多いんです」と岡田さんはいいます。いくら忙しいとはいっても、他の職種、またはロボットやAIのように人間以外の労力で代替できる仕事しかできないのなら薬局も薬剤師も無用の長物となってしまうという危機感がありました。しかし一方で、長年地域で頼られてきた薬局には患者さんとのつながりが積み上げられています。この人やお店に対する信頼こそが財産であると考えました。

国によって定められた薬価により、医薬品による売り上げは変わりません。ここで安易にコミュニケーションの時間を増やせば時間当たりの売上効率だけが下がることになります。「薬局は小売業だ」という岡田さんの言葉には、利益を追求しなければならない民間企業としての悩みとともに、薬を通じて患者さんが安心して暮らせるために「サービス」を提供するという自負が込められていました。

## 【実践】いち早くドライブスルー型を導入

岡田さんが、くろーばー薬局を開業したのは 2014 年です。約 10 年経った今も事例が多いとはいえないドライブスルーの併用の店舗に挑戦しました。都市部を除いて、生活の中心に車が欠かせない地域では、利用者のメリットが大きいと考えた結果です。

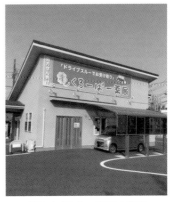

ドライブスルー薬局の様子

当時からインフルエンザの流行時の感染予防策として、また身体の不自由な患者さんや小さなお子さんを連れた方には好評だったといいます。その後、コロナ流行時にはマスコミも含めて大きな注目を集めました。「流行期は 9 割以上の方が店内に入らず、ドライブスルーを利用されていました」（岡田さん）

## 【成果】経営者自身がコロナ感染で1か月離脱した際に実証されたこと

岡田さんがいち早く調剤の自動化に取り組んだのも、人ではなく業務を削減することが目的でした。調剤室の中に薬剤師がこもっている意味は少ないと考えた岡田さんは、患者さんと直接会話できる場所に薬剤師の立ち位置を図示化して、変革に取り組みました。調剤室の外で患者さんと接する機会、会話量を増やすこと。同時に、患者さんへ薬を手渡しする直前に薬剤師が内容をチェックすることで調剤監査の役割も十分に果たせると考えたのです。

そんな折に岡田さん自身がコロナに感染し重症化、ICU に入院するほどの事態となります。くろーばー薬局は、リーダーであり、薬剤師を約 1 か月欠いたままの運営を強いられたわけです。しかし、調剤機器による業務自動化の推進、また調剤事務スタッフが多様な仕事に対応できるようになっていたため、調剤薬局としての業務にはほぼ支障が出ませんでした。

来店される方たちも「僕がいなかったことさえ、誰も気づかなかったのでは」と岡田さんは笑います。契約関係や重要な決定事項など、社長でなければならない仕事もたしかに存在します。しかし、大部分の仕事は属人化させずに分散化できること、それが不測の事態のリスクマネジメントにつながるといえるでしょう。

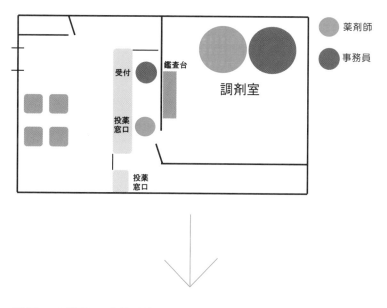

薬局での業務 - 今現在どの薬局でも一番多く見られる配置

受付
鑑査台
投薬窓口
調剤室
投薬窓口

薬剤師
事務員

薬局での業務 - 今後理想とされる配置

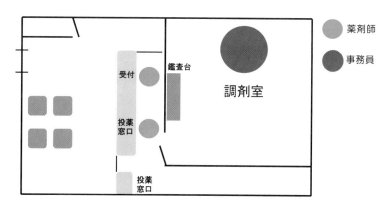

受付
鑑査台
投薬窓口
調剤室
投薬窓口

薬剤師
事務員

## 【まとめ】薬剤師が果たすべき仕事に集中できる環境を

調剤機器を使ってミスの少ない調剤が実現でき、ワークシェアも進む中で薬剤師が果たす役割について、岡田さんは「コミュニケーションですよ。安心させてあげるべき患者さんを安心させるのが僕らの仕事だから」といいます。「どうすれば人間は相手を信頼してくれるのか、距離の縮め方、心理や組織マネジメント学び、実践することに時間を使ってほしいです。だから薬局の中にいる時間は短く！　同じ小売業の接客を体験するんですよ。僕は自分でお金を払い、心地よい体験や不快な思いをしながら、薬剤師が患者さんに何をしてあげられるか」考えています。薬の情報そのものから、伝え方や言葉の選び方。業務が失われたと考えるのではなく、新たなことに挑戦する薬剤師にはやりがいのある未来が待っているのかもしれません。（取材：蒲原雄介）

# 自力で食べる喜びをサポートする
# 福祉食器のデザイン

株式会社 青芳　専務取締役：秋元哲平さん
<ruby>秋元哲平<rt>あきもとてっぺい</rt></ruby>

自力で食べる喜びをサポートしたい。新潟県燕市の金属食器メーカーは豊かな食生活を多くの人に届けるために福祉食器の製造を始めました。機能重視で見た目を後回しにすることなく、使う楽しさを追求する姿勢に、ものづくりへの誇りが感じられます。独自な視点から商品を開発するにいたった経緯、取り組みを継続することへの思いをお聞きしました。

## 【課題設定】麻痺があっても、自分で食事ができるスプーンをつくりたい

株式会社青芳は金属洋食器メーカーとして1957年に設立し、食器のほかに生活雑貨も手掛けていました。創業者の親族が小児麻痺になったことがきっかけで「麻痺があっても自分で食事できるようにしたい」と、創業者自らスプーンを作りはじめたのは80年代半ばです。使い人の障害や麻痺にあわせて形状記憶素材を使用した福祉用のスプーンは、世界初の福祉食器ともいわれています。

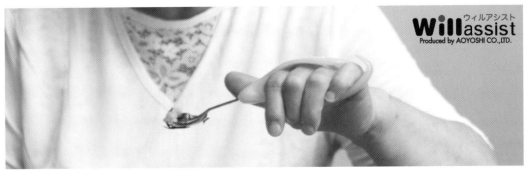

株式会社青芳の福祉用品ライン「Willassist（ウィルアシスト）」

## 【着想】「食べるを応援する」食器とは

福祉としての視点はもちろんありますが、「食べるを応援する」というのがコンセプトなので身体が不自由な人のみに限定はしていません。手が思うように使えなくなったからといって、誰かに食べさせられるのではなくできる限り自分で食べられることを大切にした食器づくりをしています。秋元さんは「誰にとっても食べることは喜びのはず。その喜びを諦めてほしくないんです」と食器メーカーとしての思いを語ります。

## 【実践】手首が動かすのが辛い人も使える「バルーンシリーズ」

代表的な商品と特徴的な形状、素材にどのような理由が隠されているかを解説していきます。バルーンシリーズは、発売から約15年売れているロングセラー商品です。

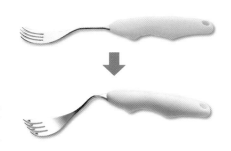

持ち手に凹凸と厚みがあり、ネックの角度を前後左右に変えることで持ちやすく、口にも運びやすい構造になっています。裏面に握りやすさと滑り止めを向上させるための2つのコブがあり、このおかげで利き手に関係なく、すくい持ち、鉛筆持ち、握り持ちが可能です。

ネックが自在に曲がるバルーンシリーズ

樹脂の中でも最軽量級の発泡ポリプロピレンを採用することで、耐熱・耐衝撃に加え、滑らかさと軽い握り心地が実現できたと秋元さんはいいます。

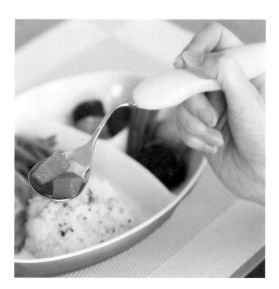

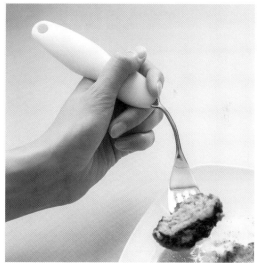

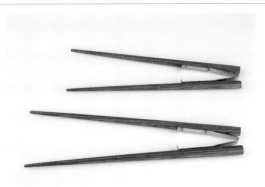

指の変形や握力の低下により箸を使いにくくなった人に向けて開発された箸です。根元にステンレスバネがついており、ピンセットを扱う要領で食品をつかめるように設計されています。箸を握ることさえできれば、握力が弱くても箸を使った食事ができる点で人気になっています。見た目の箸らしさにこだわられており、そもそも箸の扱いに慣れていない外国人観光客に提供される高級ホテルにもあるほど。ほかにもつかみづらい形状の食品を捕まえやすく、形を五角星状に変えた商品もあります。

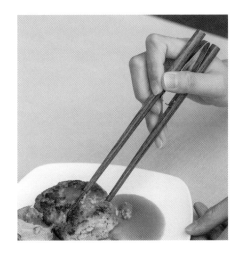

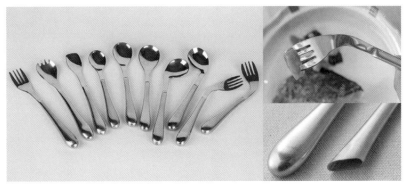

握りやすい太めの持ち手「ライトシリーズ」

もう1つの人気製品である「ライトシリーズ」は、ステンレスの自然な見た目にこだわるため、軽さを追求しています。一般的なステンレス製品に比べ、持ち手を中空にすることなどで約7割の重さにまでカットされています。極力、スプーンを扱う手に負担を感じさせないために、持ち手を太めに設計することで握りやすいのもポイントです。

逆にヘッドは小ぶりにして、口を大きく開けにくい方でも食べやすいような配慮がされています。どの角度からも食べやすいように形状は丸で、ヘッド部分が左右に曲がっているタイプも用意されています。一般的な食器と見た目が同じで、福祉用品に抵抗がある人に好まれるシリーズです。

## 【成果】見た目と機能面の両立がロングセラーにつながる

青芳では病院や大学と連携し、エビデンスに基づいたモノづくりを徹底してきました。臨床口腔機能学による高齢者向けの湯呑みや児童発達支援の専門家の協力のもと作られた子ども向けカトラリーなど、生み出された商品は一度良さが認知されると、ロングセラーになる傾向があります。そのため次々に新製品を出すような開発は行っていません。

「医療用で、見た目が二の次とされるのは非常にもったいない」という考えが根底にあり、特に「現代の人たちは良いものをみて育っているので、気に入らないデザインでは受け入れてもらえない」と秋元さんはいいます。バルーンのような見た目がいかにも福祉用具を想起させる商品を拒む気持ちを感じることもあるそうです。病院や施設で同社の商品を使った経験がきっかけで、あとから購入につながるケースもあり、見た目と機能面を高いレベルで両立させる試行錯誤は続いています。

## 【まとめ】自分で食べる喜びを求めて

子どもからお年寄り、障害のある方も「自分で楽しく食べられる」をサポートしたいという願いは、40年以上も同社の中で受け継がれてきました。「福祉用具でありながらも【食べるを応援する】というコンセプトが上位に来ます。したがって一般の方でも使いやすく愛用してもらえるものを届けたい」という思いがあるそうです。手が思うように使えなくなっても、誰かに食べさせられるよりもできる限り自分で食べる喜びを追求する思いに共感しました。
（取材：豊原亮子）

# 障がいがあっても
# 誰もがおしゃれを楽しむ世界をデザイン

一般社団法人 日本障がい者ファッション協会
代表理事：平林景さん　谷口藍さん

障がいがある人でも、誰もがおしゃれを楽しめるようにしたい。そんな新しいファッションを「Next Universal Design」、略して「NextUD」と定義しました。平林さんたちは「誰もが手に取りたくなる魅力的でおしゃれな姿という願いを込めました」といいます。世界の人々が福祉とファッションの融合に気づくよう、【パリ・コレクション】の時期にあわせてパリでファッションショーを昨年、初めて開催したのは「福祉をかっこいいものにしたい」という目標を実現するための大きな一歩でした。

## 【課題設定】障がいのある人の「選択肢」は少ない

きっかけは、「おしゃれをするなんてことはもう諦めた」という車いすを使う友人の一言でした。平林さんは、車いすでは試着室に入れない、1人では気に入った服を着られない方がいることを知りました。たとえばデニムパンツに足を通すには、上半身の力を使って強く生地を引っ張る必要があります。障がいによって、選べる服の選択肢が限られてしまうわけです。「本来は、何を着ようかなと考え、悩むのもおしゃれの一部です」と平林さん。

しかし実際には着脱のしやすさや、車いすの車輪に触れないようにするなど、機能性に偏ったファッションを選ばざるをえません。この課題をもとに、代表理事の平林さん、副代表コンセプト担当の小川修史さんを中心に、「日本障がい者ファッション協会」が設立されました。

## 【着想】誰もが簡単に着られる新しいデザインの服

平林さんは、「車いすでも簡単に着られ、かつおしゃれな服を新たにつくる」と決意し、教育や福祉にかかわるさまざまな専門家の力を借りて、ファッションブランド「bottom'all（ボトモール）」を立ち上げました。「bottom'all」は巻きスカートのような構造で座面に広げ、マジックテープとジップを使い、座った状態で着脱できる服です。ボトム＋オール（全員）の名前に由来する通り、誰もが着やすく、見た目の美しさにもこだわってつくられています。座ったときの姿をよくするため、前後の生地の長さを変えたり、一般的なスカートに多い横や後ろについたジップの位置を正面に変更したりしています。

## 平林 景さん - 福祉業界のオシャレ番長

（一社）日本障がい者ファッション協会　代表理事
株式会社とっとリンク　代表取締役
四條畷学園大学　客員教授

美容師を経て教職に就く。その後2016年12月に起業
し株式会社とっとリンクを設立。わずか2年で3店舗
へ拡大し、現在は兵庫県尼崎市にて4つの放課後等デ
イサービスを経営。2019年11月には一般社団法人日
本障がい者ファッション協会を設立し代表理事に就任
すると、翌年2020年にNext UD（Next Universal
Design）ブランドbottom'allを展開。そして2022
年9月27日、パリ日本文化会館にてパリファッション
ウィーク期間にファッションショー開催を実現させる。
現在は講演活動やSNS発信を中心に啓蒙活動に励む。

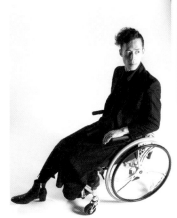

世界中の
すべての人に
オシャレ
という名の
自由を

Freedom in the name
of fashion for
everyone in the world.

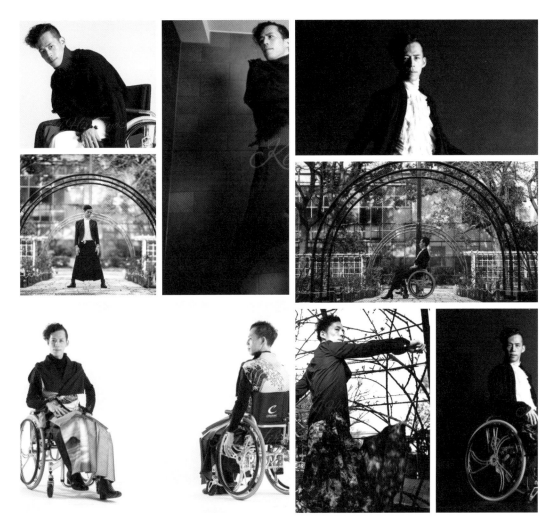

KEI HIRABAYASHI 公式サイトより

## 【成果】 福祉のイメージそのものをおしゃれに変えたい

「bottom'all」の縫製は障がい者が働く就労支援事業所で行われています。ファッション性が評価され、百貨店でも2021年の期間限定でポップアップ販売されました。また、障がい者から聞いたさまざまなニーズが、新たな商品開発のシーズにもなっています。

パンツで両サイドにファスナーを施したものや、左右どちらかに麻痺がある人が腕を通さなくても着られるトップスなど。車いすで使用してもしわになりにくい丈が短めのジャケットなど、機能的に考慮されながら、"誰が着てもおしゃれなもの"というコンセプトからはぶれません。

「"障がいがあってもおしゃれ"ではないんです。マイナスをプラスに変えて、世の中の価値観を変えたい。ファッションにはそんな爆発的な力があります」（平林さん）

## 【構想】 パリ・コレにあわせ、車いすファッションショーの開催へ

「過去に車いすの人がランウェイで姿を披露したことはあっても、世界最高のファッションイベントとも呼ばれるパリコレクションで車いす中心のショーが行われたことはない」そう聞いて、平林さんたちが目指したのはパリの舞台でした。コロナの影響を受けて、当初から2年の延期を余儀なくされましたが、2022年秋のパリコレ開催期間中にパリ日本文化会館で「Wheelchair fashion row」を開催。大きな反響を集め、国内外のメディアでも多く取り上げられました。ショーのダイジェスト動画は、日本障がい者ファッション協会のWebサイトでも公開されています。

2023年秋には「NextUD JAPAN 2023」と題して、日本最大級の福祉展示会での特設ステージも予定され、「医療や福祉業界のイメージを変えるには、口で伝えるよりも成果を見てもらった方が絶対にインパクトがあるはず」（平林さん）福祉がかっこいいといわれる世界の実現を目指して、歩みを進めています。（取材：豊原亮子）

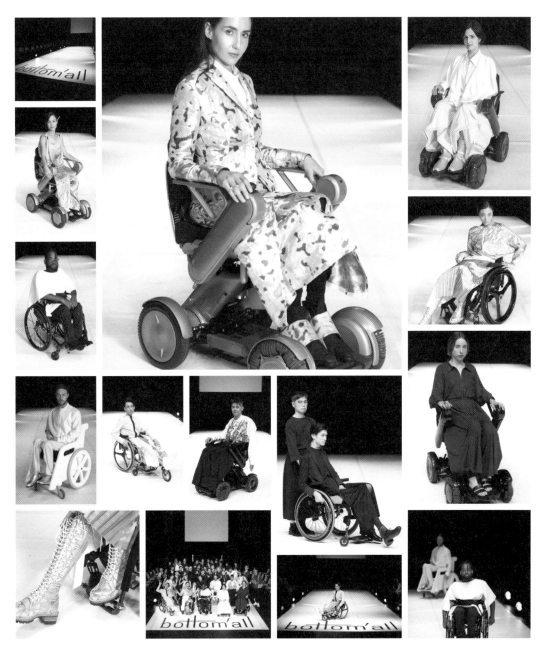

コロナで2年遅れとなったが、念願のパリでのファッションショー開催を実現した。
車いすで次々にランウェイを彩る姿は、世界的にも話題となった。
（一般社団法人 日本障がい者ファッション協会の公式サイトより）

# 人が思わず行動したくなる空間デザイン

株式会社 竹中工務店

未来・先端研究部 高度空間制御グループ　天野健太郎さん

60歳以上になると、1歳年齢を重ねるとともに歩幅が約1cm狭くなるといわれています。歩幅が狭くなると、さまざまな健康リスクが増すという報告も見られます。認知機能の低下、骨密度の低さから来る骨粗鬆症リスク、うつや認知症を患う可能性が高まるなど、身体的にも精神的にも影響を与えるものです。竹中工務店と千葉大学予防医学センターの共同研究による「人が健康に理想的な歩幅で歩きたくなる」シンプルな仕掛けについて紹介します。

## 【課題設定】人が意識して適正な歩幅で歩くようになるには？

自身の身長に0.4をかけると、70歳未満の男女の適正な歩幅を計算できます。誰もが簡単にできる計算ですが、普段から歩幅を気にして歩いている人は少ないでしょう。厚生労働省が作成する「アクティブガイドライン」では「+10（プラス・テン）」を標語に、運動時間を10分長く伸ばすことや普段の歩幅を広く歩くことを呼びかけています。また、加齢により筋力や身体機能が低下するサルコペニアの対策に、アクティブシニア「食と栄養」研究会では、普段の歩幅を10cm増やすことを推奨しています。

しかし、一般的には「運動したほうが健康にいい」「運動しないと不健康になるリスクが高まる」といわれて、頭ではわかるものの行動までは変わらないものです。

## 身長 X 0.4 = 70才未満の男女の適正な歩幅

竹中工務店のもとには「住民の健康増進につながる取り組みを強化したい、シンボリックなものができないか」と、自治体からも要望が寄せられていました。

## 【実践】少しだけ歩幅を広げて歩きたくなる工夫

そこで開発したのが歩行促進プログラム「ステップ・るーらー」です。床面には、目安となる歩幅の目盛りが描かれていて、10歩歩いた際の移動距離ををもとにおおよその歩幅を計測できる仕掛けになっています。横断歩道の模様や動物の足跡を配置して、もう少しだけ広い歩幅で歩きたくなるようになっていたり、身長や年齢に応じた目安の歩幅が明記されていたりする工夫が施されています。自治体や施設による、ご当地のデザインを取り入れるなどオンデマンドな要望にも対応しています。

図 . 歩幅と認知機能低下リスク

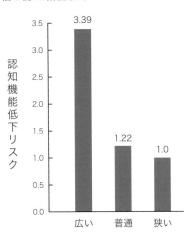

認知機能低下リスク

出典：Yu Taniguchi, et Journal of Gerontology
2012. を元に作成

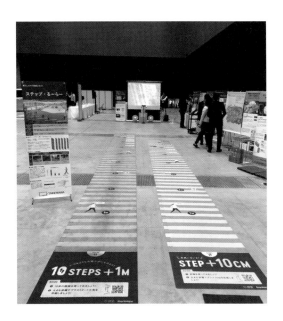

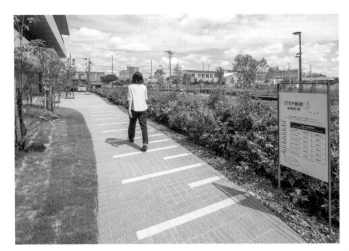

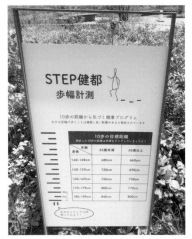

歩幅を意識してもらうため、年代や身長別に目安の数値が記されている

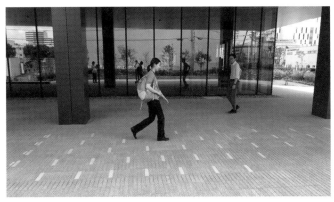

ビルの入り口付近に施工された「歩幅」を意識させる仕掛け。なお市役所に設置された事例もある
（写真提供：エア・ウォーター健都）

## 【実践】備え付けからポータブルタイプへ

自治体から寄せられたニーズに応えて可搬型（ポータブルタイプ）の「ステップ・るーらー」も開発しました。当初は、施設備え付けの固定されたシートを想定していましたが「各地域の健康促進イベントで使用したいので持ち運べるようにしてほしい」という声が多かったためです。ただ、運動を促すこうしたアイテムには安全性も求められます。足を滑らせて転倒してしまうケースや無理して大股で歩くことによって、かえって股関節を痛めるリスクなども想定し、事故を防がなければなりません。表面に滑りにくい素材を採用するほか、今後の汎用化に向けては制作にかかるコストダウンも求められます。

## 【成果】体験を通じて印象を残せれば、持続的な行動変容につながる

「ステップ・るーらー」を体験した方から「普段の意識が変わった」という声が上がっているケースも報告されています。横断歩道を渡る際に「そうだった、歩幅を広げて歩いたほうがいいんだ」と、「ステップ・るーらー」での体験を思い出すのだそうです。

「ステップ・るーらー」が設置されている施設に毎日通うなどしなければ、日常的に歩幅測定できる人はごくわずかです。しかしイベントなどを通じて、一度でも「大きな歩幅で歩く感覚」を体験すれば、なにげなく道を歩いていても意識が呼び起こされるかもしれません。わずかでも体験の記憶が残せれば、人々の行動を変えられる可能性があるのです。

## 【まとめ】人が思わず行動したくなる「健築®」のまちづくり

竹中工務店は、こうした人の健康をかなえる取り組みを「健築®」と名付けて、さまざまな活動を行っています。壁面緑化技術を応用したオフィス内に緑を増やす工夫、階段を昇ることがつい楽しくなるデザインや映像の投影で階段利用を促進するプログラムなどが行われています。

「ステップ・るーらー」の事例からは、人々の行動を強制するでも、「運動すべき」と正面から正論を伝えるのでもなく、空間やビジュアルのデザイン次第で、人が思わず行動したくなるようにできることがわかります。
（取材：西村佳隆）

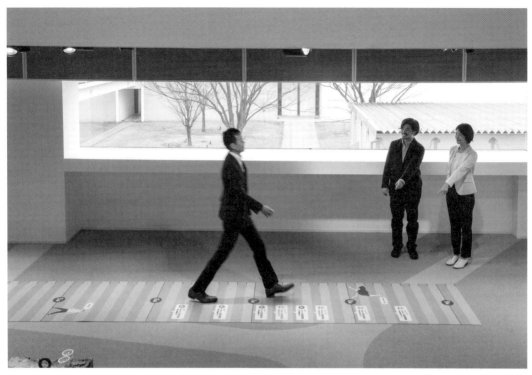

可搬型ならどこでも手軽に歩幅が測れる

## 「健築®」の3つのアクション

私たちは「健築®」を実現するために、エビデンスをベースに「空間デザイン」することに加えて、1人ひとりのいきいきとした生活行動を促進する「プログラム」を提供するとともに、空間デザインとプログラムがもたらした効果をフィードバックする「分析・評価」の3つのプロセスを継続的、循環的に行っていきます。

（健築®のホームページより引用）

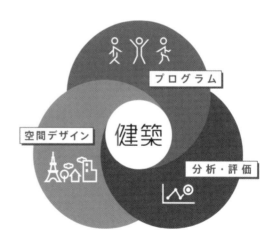

竹中工務店が掲げる「健築®」

# 最期を迎える場所を選べる町をデザイン

社会福祉法人心の会 まちの診療所つるがおか　院長：千場純さん

人口20万人以上の都市の数は日本全国に約60市あります。2015年に自宅での死亡率が全国トップだったのは、神奈川県横須賀市でした。これは誰か1人の力で達成できるものではありません。自治体が中心にあり、病院、医療機関、介護施設などの連携が不可欠です。当時、横須賀市医師会の副会長として、医師会と行政ほか多職種との調整役を担ったのが千場純さんです。

「タイミングがうまく重なっただけです。行政も自宅での看取り率向上を目指していましたし、私1人、1医院でできることなんて限られます。私の先輩にあたる先生たちにも病院と診療所の連携を重視する方たちがいて、往診を行う町医者の誇りを持っている医師が横須賀に多かったのも幸いだったと思うんです」

現在のように多職種連携の必要性が広く認知される前から、先進的に取り組んできた活動の原点とは。

## 【観察】自宅で最期を過ごしたいけど叶わない

千場さんが横須賀に赴任したのは1988年、39歳のときです。3次救急にも対応する急性期病院の内科医長でした。病院には絶え間なく患者さんが運び込まれてきます。「治らずに亡くなる方もたくさんいます。でも、すぐに次の医療が始まる感覚で、休息のない戦いが連続するような思いでした」もとは開業するつもりはなかった千場さんでしたが、横須賀で医療にあたるうちに在宅医療のニーズの高さに気づきます。先輩医師の誘いを受けて小さな診療所を承継する決意をしました。

病院でも「できれば家に帰りたい。住み慣れた町、場所でできるだけ長く暮らしたい」と患者さんから相談されるケースが多かったと、千場さんは振り返ります。

## 【課題設定】どうすれば希望はかなえられるのか？

1950年代には8割以上の人が自宅で亡くなり、病院で亡くなる人は1割に過ぎませんでした。しかし70年代後半になると病院が自宅を上回り、2000年代には病院が約8割、自宅が1割強と完全に逆転します。家族構成の変化、高度経済成長、高齢者の医療費の負担減などが要因として考えられます。

かつて千場さんには、筋ジストロフィーで夜間に人工呼吸器が必要な患者さんの希望をかなえて、正月3が日を自宅で過ごしていただけた経験があります。当時自宅には在宅用の人工呼吸器の設備はありません。それでも自宅で安心して過ごすために、学生ボランティア20人の協力で、夜通し交代で胸郭を押しながら呼吸を補助することを指導しました。

その後、その患者さんは無事に病院に戻りましたが「わずか3日間でも生き生きとした患者さんご夫妻の笑顔を見て、自宅の力を体感しました。1人では無理でもみんなで力をあわせれば…」と考えるきっかけになりました。

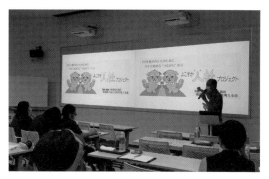

三浦学園高校にて高校生に向けておこなわれた
『よこすか人社プロジェクト』での
ウェブマガジン『70&17』の編集者募集の説明会

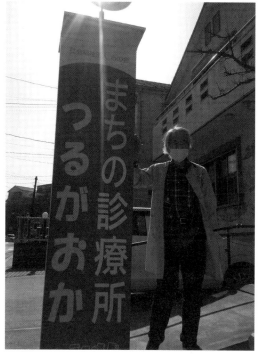

2022年に『三輪医院』から
『まちの診療所つるがおか』にリノベーション

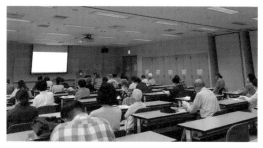

『よこすか人社プロジェクト』での市民大学講座
『認知症にやさしいまちづくり』の講義風景

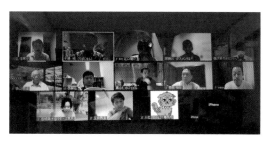

『よこすか人社プロジェクト』の"社会福祉士10人衆企画"
『食のデリバリーと御用聞き』のZoom会議風景

## 【実践】 多職種で連携し、行政とともに仕組みを作った

まだ「多職種連携」という言葉がなかった頃のことです。神奈川県内でも高齢化が進んでいる横須賀市は行政が危機感を持ち、医師や介護事業者や行政職員などをメンバーとした「在宅療養連携会議」を設置します。議長には、千場さんが就任し2020年まで8年にわたって役目をつとめました。在宅医療、療養には医師、看護師、薬剤師、ケアマネジャー、介護福祉士、地域包括支援センター職員、ヘルパーなどさまざまな立場の人が関わります。「以前からケアマネジャーと医師会の連携会議があり、在宅医療勉強会を開催するなど、先輩たちが作ってきた土壌が大きい」と千場さんは話します。各職種の志ある人たちが課題を共有し、同じ目標に進む枠組みができ上がっていきました。

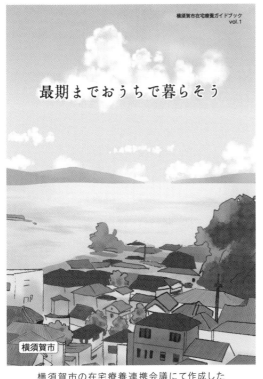

横須賀市の在宅療養連携会議にて作成した
横須賀市在宅療養ガイドブック Vol.1
『最期までおうちで暮らそう』

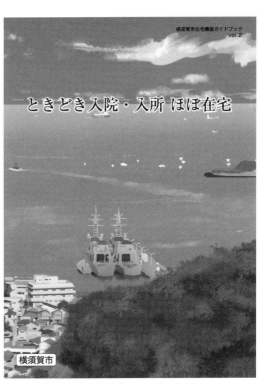

横須賀市在宅療養ガイドブック Vol.2
『ときどき入院・入所 ほぼ在宅』

冊子の作成やシンポジウムなどを通じて、市全体における医療知識の向上や患者さんが必要な医療を受けられるように診療所同士の連携も行いました。亡くなった場所のうち、自宅の占める割合は2005年の12.3％から2016年には22.6％とほぼ倍増しました。千場さん自身が行った看取りも、ついに1,000件を超えています。

## 【まとめ】 他職種連携の次に地域社会連携を目指して

医療・介護の専門家同士のネットワーク化が進むと、千場さんは"地域社会とのつながり"を処方する「社会的処方」の必要性を感じ、医院の近くに「みんなあつまるしろいにじの家」を開設し、交流や学習を促す場づくりを行ってきました。さらに2019年には、「神が集まる神社ならぬ、人が集まる"人社"プロジェクトに取り組みはじめました（笑）」「しろいにじの家」のような拠点同士をつなげて、同じゴールを目指すコミュニティを作るのが「よこすか人社プロジェクト」のミッション。

2022年、横須賀商工会議所の空き店舗対策の一環で「よこすかジンジャーcafe」を出店、ここでも「具合が悪くなる前に気軽に相談できる場所を作りたくて」と千場さん。カフェのスタッフには、医療機関や介護施設での勤務経験がある人も多いのが特徴になっています。

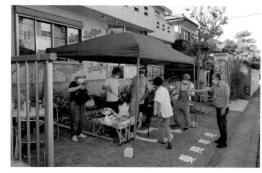

横須賀市上町商店会"うわまつり"での「よこすかジンジャーcafé」主催の「医師の世話焼き芋」屋台の様子

「最後にもう1つ付け加えたいことがあるんです」と千場さんはいいました。とりまとめから7年、2022年の自宅と施設をあわせた看取り率は32.4％と、さらに伸長しています。
こうした地域の取り組みは属人化しやすく、旗振り役がいなくなったり、補助金や助成金による公的な資金援助の期間が終わると活動そのものが沈静化することは珍しくありません。
しかし横須賀では、バトンが受け継がれながらも継続的に成果が出ています。千場さんは自身の功績よりも、後進世代が歩みを前に進めていることに賛辞を惜しみません。個人ではなくチームとしての成果を大切にする先人の姿があるからこそ、地域全体で受け継ごうという推進力が生まれるように感じました。（取材：蒲原雄介）

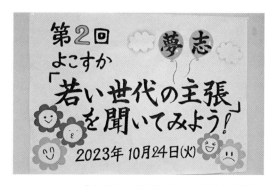
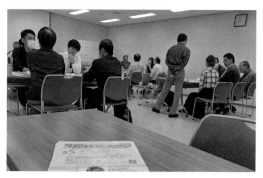

『よこすか人社プロジェクト'23』企画のまちづくりのための『3世代対話集会』の様子

# 組織の垣根を超えて
# 誰も取り残さない新しい地域医療をデザイン

相模原町田地区介護医療圏インフラ整備コンソーシアム　小野沢滋さん<ruby>小野沢滋<rt>お の ざ わしげる</rt></ruby>さん　<ruby>安西祐太<rt>あんざいゆうた</rt></ruby>さん

日本で新型コロナのワクチン接種が始まったのは 2021 年 2 月のことです。高齢者を優先に自治体から接種クーポンが郵送されましたが、接種を希望しても受けられない人たちがいました。各地で行政が設置した集団接種会場には出かけられず、かつ訪問診療も受けていない人たちです。2 か月かけて 100 件近くの個人宅への訪問によるワクチン接種はどのようにして実現したのでしょうか。

制度の狭間で取り残されかけた人々に対し「誰も取り残されないように医療を提供したい」そう考えた相模原市内での職種や勤務先の垣根を越えた取り組みをご紹介します。

## 【観察】 ワクチン接種が行き届かない人へどう届けるか

最初に声をあげたのは「相模原町田地区介護医療圏インフラ整備コンソーシアム」の代表である開業医の<ruby>小野沢滋<rt>お の ざ わしげる</rt></ruby>さん（みその生活支援クリニック 院長）。

> " すべての市民の真の希望にそって、医療・介護が提供され、
>     人としての尊厳が保たれる社会を実現すること"

をコンソーシアムの理念に掲げ、医療介護連携を強化してきました。

小野沢さんの呼びかけに相模原市内の各医療機関・介護施設に勤務する職員たちが応えます。ケアマネジャーが接種を受けられていない高齢者の情報を集め、運転担当者と訪問看護師、

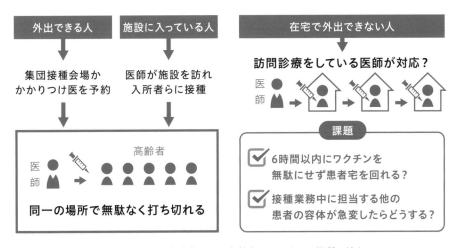

2021 年 6 月時の自治体による高齢者へのワクチン接種の流れ

医師らがボランティアでチームを組みました。2か月をかけて100件近くの個人宅を訪問することとなったのです。

しかしアナフィラキシーの発生などのリスクがある以上「何かあったら誰が責任を取るのか」という慎重論も決して軽視できません。コロナワクチンの安全性の議論は別として、接種を希望するにもかかわらず手段がなかった人々に接種機会が届けられる挑戦が始まりました。

## コンソーシアムの皆様へのお願い（2021/05/31）

相模原市の接種プログラムが今後どうなっていくのか全く見えない状況ですが、おそらく全国でも最下位に近い接種状況ではないかと推測します。

そこで、私のクリニックでの接種という形態を取って、必要な方への接種を進めていきたいと考えています。しかしながら、それを進めるに当たり何点か困っていることがあります。そこで、有償ボランティアで、どなたか手伝ってくれないかと思っています。

できればコンソーシアムを通して、ワクチン難民の方を探し出し、その方達が希望すれば私が夜に伺って注射を打つという支援をしていこうかなと考えています。

その過程で、最も困るのが、接種の予定作成と、準備、接種後の事務作業です。当院の事務の方の業務量はもう手一杯で皆さん夜中の12時頃まで自宅で処理している状況でこれ以上の負荷をかけることは困難です。

インド株の基本再生産数は5.6前後と推測されており、これは非常にまずい数値です。それを知って、政府も今回ばかりは解除に慎重です。しかし、事、相模原市においては未だに75歳未満の方には接種券すら配られていないというお粗末な状況が続いています。

せめて、要介護者の方だけでも接種を進めていければと考えています。
是非、お力をお貸しいただきたくお願い申し上げます。もし、お力をお貸しいただけるようでしたら、一度Zoomで打ち合わせが出来ればと考えています。

小野沢　滋

## 【実践】「回避すべき理由」を越えた非合理な挑戦

18時頃になると、それぞれの勤務を終えたコンソーシアムのメンバーたちが、相模原市内にある小野沢さんのクリニックに続々と集合します。多くのメンバーが週1〜2日集まる中で、理学療法士として自らリハビリデイサービスを運営している安西佑太さんは、ほぼ毎日顔を見せていました。

集まったメンバーは、2時間かけて各家庭を回ります。この訪問ルートや連絡手段などを構築したのが安西さんでした。安西さんが練り上げた計画を実行するため医療職ではないメンバーもハンドルを握り運転手役を担いました。看護師2名、医師1名を軽自動車に乗せて文字通り市中をかけまわったといいます。

この活動を「回避すべき理由」を探すのは決して難しくありませんでした。

- 仮に運転中に事故を起こしても労災の対象にはなりません。ハンドルを握ることができるのは「個人の判断」と「自己責任」を受け入れられる人のみに限定されました。
- 接種可否を判断する医師、判断を仰ぐ看護師とも、訪問先の高齢者とは初対面です。さらには勤務先の垣根を越えて連携して大丈夫なのか、誰が責任を取るのかという声が多数あがりました。
- 診療報酬は発生するものの、勤務先のルールによって自らは報酬を受け取れない医師・看護師が多数いました。

中には「時間外だから参加は自由だけどあまりやらない方がいい」という勤務先の意見を振り切って活動に参加した看護師がいました。また、ワクチン接種を受けた人からも「かかりつけ医に電話したら、見ず知らずの人から接種を受けるのはおすすめしない」といわれたものの「それならワクチンを打ちに先生が自宅へ来てくれますか」と聞くと断られため、結局、訪問プロジェクトを頼られたケースも複数あったそうです。

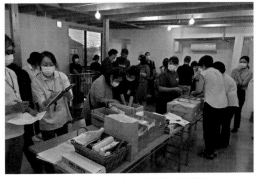

プロジェクトメンバーで準備をする様子

訪問する日ごとにプロジェクトメンバーの動きを可視化した表を作成して共有した

## 【成果】適切な管理によって、無事故でプロジェクトを完結

リスクをゼロにするのは難しくても、適切な管理を行えば道は拓けるはず。安西さんはそう考えました。電話やPCなど通信インフラを整え、次に組織図を整理しました。各医療機関から集まった人々の中から責任者、連絡・相談のルートを定めます。これによって、ワクチンの余りが出た場合にも、別のルートで接種できるなど無駄にするワクチンも減りました。2か月間での訪問件数は94件で、119名に236回の接種を行い、無事故でプロジェクトを完結させたのでした。

## プロジェクトリーダーからメンバーへのお礼のメッセージ

今回のプロジェクトに参加してくださった皆さん、本当にありがとうございました。接種を受けた方たちに代わって感謝いたします。

今回のプロジェクトで今までそれほど個人的によく知らなかった訪問看護師さんやリハビリの方、ケアマネさん、包括の方たち、デイサービスのスタッフの方たちなど様々な職種の方が、同じ目的に向かって協同してプロジェクトを成し遂げるという地域の持つ底力に本当に感動しました。

オリンピック選手がよく夢と希望を与えると言っていますが、そんなことよりももっと私は地域に対して夢が持てました。皆さんと一緒なら地域をよくしていけるのではないかと希望が持てました。本当にありがとうございました。
心から拍手をして差し上げたい気分です。

小野沢 滋

## 【まとめ】見えない壁を乗り越えて見えるもの

新しいチャレンジには一定の反対論が生まれるものです。特に安心・安全を重視する医療分野では慎重論が根強いものの、経営方針や運営システム構築など、生命に直接かかわらない点でも同じ考え方が蔓延しています。前例のないことだからこそデザイン思考を用いて果敢に挑戦し、「誰1人取り残さない医療の実践」をかたちにしたことは、心から誇れる活動であり、今後の新しい地域医療のあり方の1つになりうると確信しています。
（取材：村口正樹）

# 「2色制」のユニフォームから始まる
# 看護師の働き方デザイン

一般社団法人 熊本市医師会 熊本地域医療センター
元看護部長：大平久美さん　看護部長：吉田節子さん

号令をかけても残業時間がなくならない。ライフワークバランスが取れないと、やりがいがあっても離職せざるを得ない職員もいます。そこで行った本気の制度改革の中心では「ユニフォームの色というデザイン」が大きな役割を果たしていました。

熊本地域医療センターでは、勤務・非勤務の区別がつくように、日勤と夜勤で看護師のユニフォームの色を変える「2色制」を導入しました。色の違いで「残業している人」が一目瞭然となり、現勤務者から前勤務者（勤務時間終了者）に向けて「何が残っている？」「その仕事、私が代わるよ」という声がかかるように。また前勤務者から現勤務者には「このあと、お願いしていいかな？」などの声掛けが自然に起こる風土になりました。定刻で帰宅できるようになったことで、勤務終了後の時間を家庭や趣味、自己研鑽に費やせるようになったのです。離職率も漸減し、今では全国平均を下回るようになりました。（2018年度実績9.9%）

## 【観察】看護師の離職の一因となっている残業に着目

交代制勤務である看護師は、勤務時間の区切りで必ず次の勤務者へ業務を引き継ぎます。残業をしなくてもすむ体制ですが、交代可能な業務であっても自身で完結することで、時間外労働が生じていました。このような恒常的な時間外労働を理由に看護師の離職も少なくありませんでした。残業削減のため「ノー残業デー」を設置するなど、様々な策を講じていましたが、継続的な効果は見られなかったといいます。

## 【着想】アメリカンフットボールのユニフォームから

2014年度にユニフォームの更新を迎えるタイミングで、当時の院長が日勤・夜勤でユニフォームの色を変える「ユニフォーム2色制」を提案しました。アメリカンフットボールで攻・守が素早く入れ替わることにヒントを得たアイデアで、色を変えることで「on-duty」「off-duty」がはっきりします。病院の全職員が集まる忘年会でファッションショーを行い、職員全員の投票により最も得票の多かった色を日勤に、次点のものが夜勤に決まりました。

## 【創意工夫】リース方式の採用によってさらなる効率化

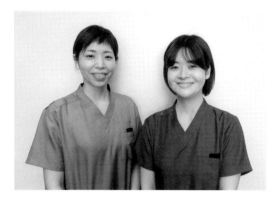

色系統の異なる2色のユニフォームを導入。日勤または夜勤の看護師がいると目立つようになった

2色制にすると、まとめ買いの割引率が減るため購買コストが増大してしまいます。また2色になることで、在庫管理業務の複雑化が予想されました。そこで従来の買い上げ方式からリース方式に変更しました。これにより、初期費用を抑えると同時に院内での在庫管理業務が削減できました。

## 【実践】複数のポジションをこなせる人材の育成へ

日勤（8時30分〜17時15分）はバーガンディー（赤紫色）、夜勤（16時30分〜翌朝9時15分）はピーコックグリーン（青緑色、当時）のユニフォームを着用します。医師たちも「誰に声をかけるのが適切か」が瞬時にわかり、「看護師を探しやすくなった」と好評です。

また2色制を導入しただけでは解決できない、急な欠勤や患者さんの急変などによる業務過多への対応として「ポリバレントナース制度」を考案しました。院内留学やジョブ・ローテーションを通じ、ポリバレントつまり複数のポジションをこなせる人材を育成し、さまざまな病棟・ユニットでの勤務に対応できる体制を構築したものです。

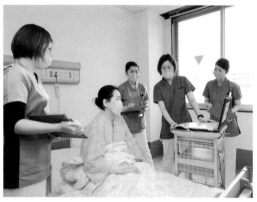

Walking カンファレンス（夜勤から日勤へ引継ぎの様子）

ここまでに紹介した2つの施策は、時間外労働の削減に奏功しましたが、熊本地域医療センターには、勤務時間に関する悩みがもう一つありました。それは始業時間よりも前に電子カルテから患者情報を収集する必要があることでした。その理由は渋滞回避や「情報収集に時間がかかる」「患者さんに迷惑かけたくない」などさまざまです。

そこで導入したのが Walking カンファレンスと呼ばれる前勤務者からの引継ぎを、患者さんを交えてベッドサイドで行う手法でした。今では定刻出勤が当然の職場環境となり、「子どもたちを送り出せる」「夜勤前の午睡ができる」「夕食の支度をして出勤できる」等の声が聴かれています。

図. 熊本地域医療センター 看護部の目標管理フローチャート

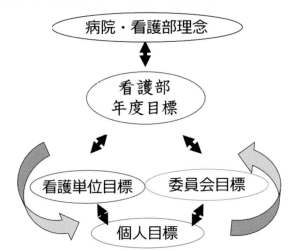

## 【まとめ】理念や目的があってこその施策

熊本地域医療センターでは直ちに成果が挙がったため、多くの病院が視察に訪れ、その後あちこちで2色制が導入されました。しかし、残業削減につながらなかったケースも多くあるそうです。大平さんと吉田さんのお話から「2色制」は手段に過ぎないのだと感じます。病院の理念である「かかってよかった。紹介してよかった。働いてよかった」をかなえたいという強い動機が成果につながったと話されていました。目的と手段のベクトルが一致したときに、本来の効果が得られるのではないでしょうか。（取材：池田由里子）

# 第4章
## 今日から医療現場で使える
## デザインの実践

第4章では私たちの取り組みをもとに、どのようにアイデアを思いつくのか、そしてどのような方法で実行・実現するのかを検証しながら、1つのプロジェクトの始まりから終わりまでを観察します。

「これまでと違うものを、異なる方法で実現したい」
「前例踏襲型ではなく新たな着想を形にしたい」
「不便を感じていることを変えたいけれど何から手をつければいいのか」

このようなことを感じている方、感じ始めた方に、特に参考になるのではないかと思います。

# ▌【概要】230人以上の医療関係者に「死生観」を聞く

2023年5月、日本医療デザインセンターは「第14回 日本プライマリ・ケア連合学会学術大会」( 愛知県名古屋市 ) にてブース展示を行いました。
各企業や団体が自社の製品やサービスを訴求・紹介することが多い中で、医療デザインセンターのブースでは、学会に参加する医療関係者に対してアンケートを実施しました。

世界保健機構（WHO）ではプライマリケアを「ケアやゲートキーパー以上の役目であり、最初の第一線としてアクセスされ、継続的・統合的に調合されたケアを提供する保健制度の中心的な役割」と定めています。患者さんの心身の状態を総合的に確認し、一時的な救急処置はもちろん、慢性的な病気や軽度な外傷に関する治療、さらに訪問診療などがプライマリケアのホームグラウンドといえます。

学会の会場を訪れる方々は、家庭医療、総合診療、総合内科に携わる医師や看護師をはじめとする方々です。**ブースでは「どんな死に方がいいですか？」「死後の世界を信じますか？」など、通常では聞きづらい質問を行い、アンケート結果を集計しました。**

2日間で回答してくれた来場者は230名にものぼります。その結果、約4割の回答が老衰＆認知症に表が集まりトップになりました。内容については章の後半で、報告することにしますが、今回は調査結果がもたらす意味よりも、どのようにしてこうした前代未聞のアンケートを行ったか、実現するに至ったかの過程にフォーカスします。

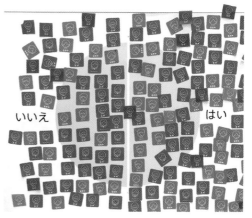

第14回 日本プライマリ・ケア連合学会学術大会で
実施したアンケート結果の一部

## ▌【観察】そもそも死生観はあまりにも千差万別

「死」の捉え方は、住んでいる地域の風習や宗教、家族の教えによって千差万別といっていいでしょう。死は誰にも訪れるものですが、そのタイミングは異なります。時代背景によっても変遷してきました。織田信長は「人間五十年」といったそうですが、約400年が経過した今は「人生100年時代」。明治初期の乳児死亡率は25%でしたが現在は1.7%です。また、現代でも日本人より平均寿命が20年短い国も存在します。

医療デザインを探求するうえでは、**生き方を考えるとともに死を見据える活動も大切だと私**たちは考えました。死を身近に感じることによって、生きている命の尊さにも思いを巡らせることができると思うからです。
総じて医療従事者は人間の心身に関する専門家であり、**一般市民に比べて生や死を身近に感じやすい仕事に就いています。**しかし直接的には生死に直結しにくい診療科もあり、すべての医療が「死」と隣り合わせなわけではありません。医療従事者の中でも診療科や働く環境によって死生観に開きが生まれることは想像できます。一方、一般市民の中にも自身や大切な家族が重い病気と闘っているなど、死と直面せざるを得ないケースもあります。とはいえ、**大半の人は「普段、あまり死について考えないようにしている」**場合が多いのではないでしょうか。

## ▌【課題設定】医療従事者は死をどう捉えているか？

そこで私たちは考えました。在宅医療や総合診療、家庭医療の前線に立っている方たちは、死をどのように捉えているのでしょうか。身近なものと感じ、達観しているのでしょうか。きっと興味深い結果が得られるのではないか。そんな期待が膨らみ始めました。

貴重な展示の機会を得た日本医療デザインセンターでは、本番の3か月前の2月頃からオンラインでの会議を開催し、プロジェクトメンバーが意見を交わし始めました。メンバーは、デザイナーである代表理事のほか、理学療法士、作業療法士、医療関連のコンサルタントなど日本医療デザインセンターの理事の面々です。

プロジェクトリーダーであり、作業療法士と建築士の顔を持つ理事の久保田好正さんは、開催後のレポートでこう記しています。

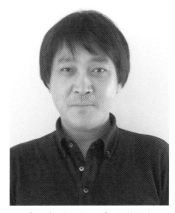

プロジェクトリーダーを務めた
久保田好正さん

「展示のテーマを設定するうえで大切にしたのは、私たちらしさです。当日の運営、搬入搬出、予算管理に目が行きがちですが、ヴィジョン・コンセプト指針を明確にしてこそのプロジェクトだと考えていました。私が日本医療デザインセンターに参画するようになったのは当プロジェクトを始動する2か月前からでした。私がまだ把握、理解できていなかったこれまでの活動で大切にしてきた"医療デザインセンターらしさ"を引き出したいと考えました。」

私たちは、自社の医療機器を開業医に売り込みたいわけではありません。**誰に向けて、どのようなメッセージを、どのような手段で届けるかを考え抜く必要がありました。**そして、私たちが取り組む「WHY」を定義できなければ、希薄な結果しか得られません。

「最初に僕が原案として出したのは、実はまったく別のテーマだったんです。仮テーマは、"医師の癒し"だったかな」と久保田さん。2022年にはある患者さんが亡くなったあと、担当だった在宅医が遺族から呼び出され殺害される事件が起きていました。
「在宅医療の現場というのはやりがいがある一方で、ストレスのかかる大変な職場だろうと感じていたんです。実際に友人の在宅医からも休みが取れないことや夜も電話が来てかけつけるなど、常に緊張感が高い状態が続いている環境だなと。そこで最初に考えたのは"医師の癒し"というテーマでした」（久保田さん）

プロジェクトメンバーからも「面白そう」という反応が相次ぎ、一度は決まりかけましたが、「今一つインパクトに欠ける」という判断にいたりお蔵入りしたものです。

日本医療デザインセンターの活動紹介を行う、メルマガへの登録を促す、団体の名前が入ったノベルティを配布して認知向上をはかる、診療現場での課題をヒアリングさせてもらう……目新しいアイデアではありませんが、オーソドックスな案も出されました。ただ、どれも「なぜ私たちが取り組むのか」という蓋然性が不足しているように感じられました。

今回のように展示テーマを**「自由に決めてよい」といわれると、意外と多くの人が立ち止まってしまうもの**です。学会の本番の日付、すなわち締切は決まっているため、いつまでもテーマが決まらないままではすべての準備が間に合わなくなってしまいます。そこで結局のところ、誰に何を伝えたいのかのメッセージがあいまいなまま出発しがちなのです。最終的には、いわゆる「展示することが目的の展示」ができあがるだけです。
一度の会議では決められなくても、多少時間をかけてでも**「何を訴求するのか」テーマを決めて、プロジェクトに関わるメンバーが共通認識を持つことが第一歩**です。今回も、久保田さんたちがこだわったことは、成果を大きく左右することになりました。

# デザイン思考に当てはめる（1）＝観察・共感

デザイン思考のプロセスをもう一度、おさらいします。

- ・観察・共感
- ・課題設定
- ・着想
- ・試作
- ・テスト・評価

の5段階です。

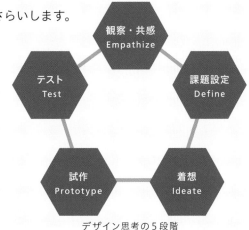

デザイン思考の5段階

観察と共感が、ここまで久保田さんが話してくれたフェーズにあたります。「緊張感が高いという課題があるから癒しを届けよう」と、観察とともに課題設定までも一度に見据えていたことが特徴的といえます。

＜観察・共感＞で大切なポイントを1つに絞ると**「まずはとにかく多くのアイデアを出すこと」**です。アイデア出しで、最もポピュラーな方法はブレインストーミング法です。

- **・アイデアの質よりも量を重視**
- **・出たアイデアを批判・否定しない**
- **・異なる角度からの案も大歓迎**
- **・全員が発言しやすい雰囲気をつくる**

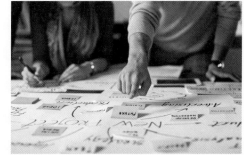

ブレインストーミングの様子

健全なアイデアを出すためには、こうした条件が大切です。このほかに必要な道具は筆記用具や模造紙、付せんなどです。

議論する前から解決すべき課題が唯一無二というケースはそこまで多くないかもしれません。なぜなら、そのような顕在化しやすいシンプルな問題はすでに解決に向けて取り組まれている可能性が高いためです。

一方、デザイン思考が真価を発揮しやすいのは、**課題が複雑に絡み合っているとき**や、解決すべき事象が潜在的で見えづらいときです。また今回のように自由課題を与えられて「何に取り組むのか」を定義したいときにも有効です。

もし病院や介護施設にお勤めなら、同僚を誘ってブレインストーミングの練習から始めてみましょう。この第4章の最後には、ブレインストーミングをやりやすくするための付録もついておりますのでぜひご活用ください。
施設内のイベントや研修会のプログラムを考える際、「昨年どおりの……」「前例にならって……」という定型文にとらわれない発想が生まれることでしょう。

# ▌【着想】ヒントを得た「死を問う取り組み」

来場される方に「死生観を問う」というテーマにたどりついた1つのきっかけは、2022年5月に東京都世田谷区で開かれた「END展〜死から問うあなたの人生の物語〜」という催しにメンバーが参加したことでした。
一般向けに開催されたこの催しの趣旨には「普段あまり考えることのない死について思いをめぐらせる機会を創出する展覧会」と記されています。死や人生についての問いと関連の深いマンガのシーンがセットとなった独創的な展示方法がとられていました。**本来なら「考えることを避けたいと思っている死」**と、**自然と向き合う仕掛け**に、私たちは大きな影響を受けました。

第14回 日本プライマリ・ケア連合学会学術大会に来場するのは、総合診療医をはじめとする医師、看護師、その他のメディカルスタッフ、さらに一部ですが事務職の方が想定されました。そもそも「最期」に立ち会う機会の多い方たちに、**自身の生や死についてどう考えるのか。答えを問うことで、将来的には社会に対してよりよい生き方やまちづくりにつながる提言をしたい。**このような中長期目標を定めて、臨むことにしたのです。

また「縁起でもない話をしよう会」「冥土カフェ」といった、死をタブー視しないイベントが各地で行われていることも、私たちの決意の後押しとなりました。「縁起でもない話をしよう会」は第3章（P.60）でも紹介した「東大阪プロジェクト」が定期的に開催しており、医療・介護関係者とともに一般の人々もオンラインで参加します。「どこで最期を迎えたいか」「人生の最期の食事に食べたいものは？」など、普段口には出しづらい話題を語り合い、今後の**人生をいかに生ききるかにスポットライトを当てる**試みです。今回のプロジェクトメンバー

も参加した経験がありました。

メイドならぬ「冥土カフェ」は、死を体感して、これからの生を考えることをコンセプトとしたイベントです。僧侶・葬儀社・保険会社による、死と生に関する話題提供は、冥土の土産と呼ぶなど、「死とは何か」「冥土に送ること」「家族に残すもの」などを語り合うための舞台設定にこだわっています。明日死を迎えるとしたらやりたいことのリストを

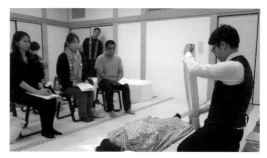

久保田さんが主催する冥土カフェの様子
（斬新社のホームページより）

ノートに整理したあとは、入棺を体験するというもの。棺が閉じられてお経の音が聞こえてくる中で、何を感じるか……。この冥土カフェを主催してきたのは、実は久保田さんでした。こうした背景から、私たちは「死と死生観を広く問う」ことの価値を自然と感じるようになりました。

## デザイン思考に当てはめる（2）＝課題設定

今回は、「課題」と呼ぶにはやや特殊な事例ですが、「無意識のうちに人が死について考えることを遠ざける現状」に一石を投じたいと考えました。

前提条件のおさらいをします。
- **人間は死について向き合いたくない**
- **だから考えたがらない**
- **「縁起でもないから」と話しあう機会さえ設けない**

という習慣があります。

だからこそ、厚生労働省は「人生会議」（アドバンス・ケア・プランニング）の大切さを訴えています。あらかじめ自分自身が望む医療やケアについて考え、家族や医療・ケアチームと繰り返し話し合い、共有する取り組みですが、普及・啓発に力を入れているもののまだ広く浸透しているとはいえない状況です。

自分自身や大切な人の死について、**一般市民は考えたがらないが医療関係者はどう感じているのだろうか**。これが、今回の問いの根源となります。

プライマリ・ケアの専門家が集まる場所で問いかけるにはちょうどよいテーマだと、メンバーたちは感じました。

この時点では、方策は決まっていません。「死について考えるきっかけをつくるのか」「牧師や僧侶をブースに呼び説教するのか」「冥土カフェのように入棺の体験会を行うのか」「死生観に関するアンケートを実施するのか」……**選択肢は無限大**です。

次のチャプターでは、デザイン思考によって作戦を選び実行するフェーズに移ります。

## ▌【創造1】 ブースの空間デザイン

やりたいことが決まりました。次は、いよいよ何をやるか、どうやるかの段階です。

どうすれば課題に向き合い、解決策を示せるでしょうか。もちろん空間や実行までの期間、予算などさまざまな制約下のもとで考えなければなりません。その中で、**実現可能で最も効果の高い施策を選び出すことが重要**です。

展示を行う会場は、ポートメッセなごやという巨大展示ホールです。同じ空間の中には200名から1,000名を収容する講演会場が大小10会場、ポスター発表やキッチンカーが立ち並びます。このホールの一角に日本医療デザインセンターも出展する「まちづくり」をテーマとしたコーナーも設置されます。

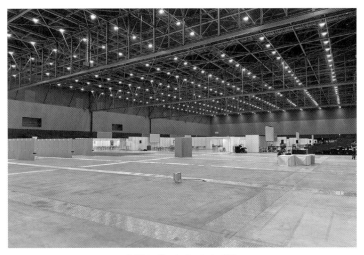

会場のポートメッセなごや

このうち、私たちが専有できる面積は3.8m×3.8m、8畳のサイズです。全体のサイズと比べてしまうと、目立つのが難しいのは明らかでした。何千人もの来場者がホールを訪れるとはいえ、私たちの団体の知名度はゼロに近い状態で、どうすれば人々の目に留まるか、そしてブースへ集客できるかの知恵をしぼりました。

さらにうまくブースの内部まで誘導できたとしても、ブースを訪れた人たちが**「思わず答えたくなるアンケートの質問内容や形式」をデザインとして成立**させなければなりません。

「より早く行きたいなら1人で行け、より遠くへ行きたいならみんなで行け」の格言にならって、私たちはメンバーの間で役割分担を行いました。アンケートの設問や回答方法を考える人、来訪者に配布する資料をデザインする人、そして舞台の「大道具」ともいえる空間全体を設計する人です。メンバーの個性が豊かで得意分野がさまざまであれば、それぞれの強みを持ち寄ることが可能になります。

イラスト作成、コピーライティング、接客マニュアル、備品の準備や輸送手配などを分担しました。今回の花形である大道具役は、リーダーである久保田さん自らが担いました。久保田さんは作業療法士であると同時に二級建築士の資格も保有しているので、空間デザインは適任です。

「死生観を対話する空間には、ほどよくゆるい空気が流れているのがよい」を実現するために、たどりついたアイデアは教会、チャペルです。展示会のブースの寿命は開催期間中のわずか3日前後のため、予算をかけないならシステムパネルと表面に塩ビシートを貼ったもの、または繰り返し使用できる高価な木工が主流です。

ここで久保田さんが考案したのは**紙管を組み合わせて、チャペルを建設するというアイデア**でした。

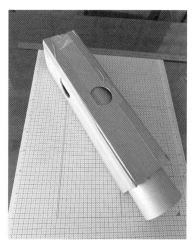

紙管

紙管は、ラップフィルムの芯を思い浮かべると、誰でもイメージしやすいかもしれません。工業用には紙や繊維、鉄芯などに使われることもある大きなサイズのもので、コスト面、搬入出のしやすさも魅力でした。**まとめ買いした紙管を積み木ブロックのように組み合わせて、手作り感のあるチャペルを造ろう**というのが久保田さんの計画です。

木工なら50万円以上かかると試算されたチャペルが10万円程度で作成できます。楽しさや明るさを表現するために、十字架は設置しないことに決まりました。代わりにプロの空間デザイナーであるメンバーが、白布や風船の装飾をあしらってチャペルらしさを表現しようというアイデアが加わり、厳かさとゆるさが共存する空間のイメージができあがっていったのです。

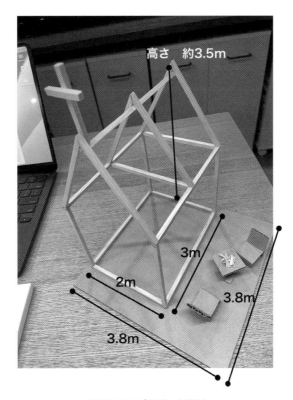

久保田さんが作成した模型

# 【創造 2】死生観を問いかけるインタラクションデザイン

舞台装置であるチャペルのイメージを最大限に活かして、ブースを訪れた人に死を意識してもらうには何を仕掛ければよいのでしょうか。次なる課題は、今回の**最終目的である死生観を問いかける方法を確立**することです。どれほど多くの人が物珍しそうにチャペルに興味を持ってくれたとしても、具体的な声が集められなければ、得られた成果は十分とはいえません。

そこでアンケート方法には、次の3つの要素が大切だと考えました。

- ・楽しみながら回答できること
- ・可視化されること
- ・自分も参加している感覚が得られること

死生観を「見える化」すれば、意見の総数や偏り、職種などによる差も明らかにできるかもしれません。ただし非日常的な空間の中といってもスタッフがメモを片手に「あなたは死後の世界を信じますか?」などと聞いて回る姿を想像しても、楽しそうには思えませんでした。恐がられたり、怪しまれたりするのは避けたいものです。

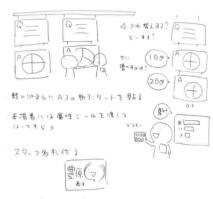

豊原さんが課題をイラストで整理

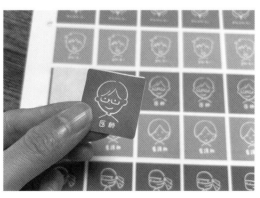

参加者の遊び心を刺激するために
「貼ってみたくなる」シールを手作り

プロジェクトメンバーの1人で、理学療法士の豊原亮子さんは、課題を得意のイラストに整理しました。先述のEND展での展示内容も参考にして、たどりついたのは「自分の回答をシールに託して貼ってもらう」アンケート方法でした。シールは職種別に色とイラストをわけて作成しました。

これで舞台装置と小道具は整いました。本来ならば、ここでプロトタイプ=試作ですが、今回は一発勝負、学会の本番に臨みます。

## デザイン思考に当てはめる（3）＝着想

「着想」や「創造」というフレーズを聞くと身構える方も少なくありません。しかし実際には「天賦の才能に恵まれた人の元にだけアイデアの神様が降りてくる」わけではなく、さまざまな人が発見やアイデアを出し合い、複数のアイデアをかけ合わせることで「着想」が生まれます。

デザイン思考で英語で「ideate」と定義されているものを「着想」と訳しています。「ideate」は「工夫」と訳すこともできますので、ここでは「工夫」と置き換えて読み進めてもらったほうがイメージがわくかもしれません。

「着想」では、1つ前の（2）「課題設定」で立てた仮説をもとに、課題解決に向けての「アイデア出し」を行うプロセスになります。ブレインストーミングなどの手法を用いて、たくさんのアイデアを出すことが重要になります。ここで出たアイデアから1つのアイデアに絞り込む際、多数決で選びがちですが、アイデアを異なる言葉に言い換えてみたり他のアイデアと組み合わせてみたりしながら、アイデアを様々な角度からチームで表現してみましょう。そして、そのアイデアと設定した課題をを照らし合わせながら、チームとして実現したい目的に合っているかどうかを大切にしましょう。

今回事例でいえば、「実際にどのようなブースをつくるか？」「そこで何を行うか」が着想のポイントでした。

ブレインストーミングによるアイデア出しは、課題設定のときと同様に着想のフェーズでも役立つでしょう。そして集められた大量のアイデアを整理し、収束させる代表的な方法にKJ法があります。


1. 付せんにアイデアを書き出す
2. 似ているアイデアをグルーピングしてカテゴリー分けする
3. グループ分けしてできたかたまりを、線でつなぐ、
   さらに大きなグループをつくるなど関連性を可視化する

今回は付せんに書く代わりにメンバーが出した
アイデアをイラストにまとめてくれる係がいま
した。リアルタイムで可視化されると、メンバー
間のイメージ共有がスムーズです。「私が考え
ていたものと違った」と、あとになってすれ違
いが起こる可能性を軽減できるので、おすすめ
です。

必ずしもイラストを自分たちで描く必要はあり
ません。インターネット上にはたくさんの写真
やイラストがあふれており、簡単に検索もでき
ます。過去に誰かがつくったものを参考にする
ことも、創造するためには重要なプロセスです。
すべてをゼロから考える必要などないのです。
私たちが過去に見た展示作品をヒントに、展
示方法を思いついたのと同じです。

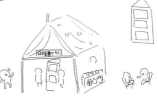

プロジェクトメンバーの豊原亮子さんの
イラストによってメンバー間の
イメージ共有がスムーズに

世の中にすでにあるさまざまなアイデアを重ねたり、足したり引いたりしながら、目
的達成や課題解決につながる方法を考えてみましょう。

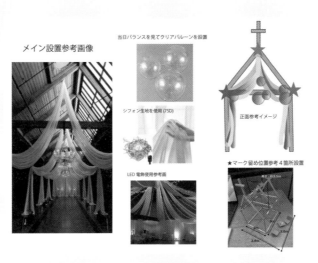

プロジェクトメンバーのBASHICOさんが作成したイメージボードは、
インターネットで収集した画像から
自身で描いたイラストやCGを組み合わせている

# ■【プロトタイプ制作】最初から完成品である必要はない

紙管製のチャペルを彩ったのは、これまたメンバーの1人でプロの空間デザイナーであるBASHICOさんが手がけたデコレーションでした。設計と紙管の調達を担当した久保田さんは、事務所で組み立ての予行演習を行いました。学会本番の限られた時間内に施工が完成することを意図したものでしたが、これが最初のプロトタイプ（試作品）でした。

目の前に実物ができると、高さや大きさといった物理的な感覚のほかに、実際に紙管がもたらす効果も確認できます。同時に、改善点も見つかりやすくなります。

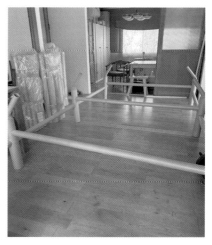

自宅で紙管を組み立ててみる

「思っていたより圧迫感がある」
「4人以上いないと組み立てが間に合わないかもしれない」
「会場全体の照明はあるが明るさが足りないと感じるかもしれない。電飾を追加しよう」

など、本気で試作したからこそ課題に気づくことができました。

最初から「完成」まで練り上げる必要はありません。未完成の段階で試作するからこそ、軌道修正ができます。

今回のプロトタイプを事務所で作ったのは本番の5日前とややタイトな日程でしたが、**試作した経験のおかげで現場での施工もスムーズに行えた**と久保田さんはいいます。

実際に**アンケートで聞く質問を書き出して、選ぶ工程も、プロトタイプ制作と同じです。**
質問を思いついては書き溜めていき、メンバーが「聞いてみたいと思う設問」を投票して選び抜いたものです。

特に得票数の多かった質問は…
 ・「何歳まで生きたいですか？」
 ・「どこで死にたいと思いますか？」
 ・「家族とACPについて話したことがありますか？」

次に多かったのは…

・「自分は何歳まで生きると思いますか?」
・「どんな死に方がいいですか?」
・「死後の世界を信じますか?」
・「どうして総合診療医になりましたか?」

文字に書かれた質問を1つずつ吟味することで、集計する価値のある問い、医療者に聞いてみたいと直感的に思える問いが選抜されていきます。投票の結果、ここにあがらなかった質問の多くは「ボツ」となりました。

質問案を出す工程はブレーンストーミングであり、それをまとめて作成した質問集がプロトタイプです。

| Q | Q |
|---|---|
| どんな死に方が<br>いいですか? | どこで死にたいですか? |
| Q | Q |
| 何歳まで生きたいと<br>思いますか? | あなたは実際に何歳まで<br>生きると思いますか? |
| Q | Q |
| 死後の世界を<br>信じますか? | ご家族とACPについて<br>話したことは<br>ありますか? |
| Q | Q |
| 総合診療医に<br>なった理由は? | 患者さんが亡くなったとき<br>心が折れそうなくらい<br>悲しい気持ちになったことが<br>ありますか? |

最終的に選ばれた8つの問い(A3サイズ)

## デザイン思考に当てはめる（4）＝試作（プロトタイプ制作）

プロトタイプ制作もさほど難しく考える必要はありません。製造業などでは試作＝モックアップ、模型のように本物と同様の姿、形をイメージされがちですが、**紙とペンだけで作られる手書きのペーパープロトタイプも立派な試作品**です。既存のアイデアの写真やイラストにメモを書き加えるだけでも、プロトタイプと呼べるものができます。

大切なポイントは、でき上がりのイメージをチーム全体が共有することです。プロトタイプを作成し、観察することで「どのような効果が得られそうか」「思い描いていたものと比べて劣る点は何か」が把握できます。仮に1人でプロジェクトを行うとしても、客観的な目でチェックできるためプロトタイプ制作は重要なプロセスになります。

さらにプロトタイプを作るメリットはユーザーの声、フィードバックを得られることです。アイデア段階では気づけなかった新たなニーズも追加で発見できるかもしれません。制作までにかかる日数やコストも少なくて済んでいるので、プロトタイプ制作の結果として製造中止の判断を下してもダメージはわずかでしょう。すでに大量生産を開始している場合は、内容のわずかな修正にも莫大な労力と費用がかかる場合があります。

思いついたアイデア、選び抜いたアイデアを、多くの人の目に触れられるように形にしましょう。形式は自由です。精密さを追求し、完成品に近いイメージを

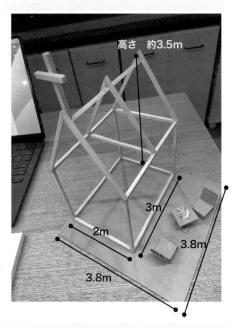

久保田さんが作成した模型はまさにプロトタイプ

提示するのもよいのですが、コストや時間とトレードオフの関係になるため、まずは「Ver1.0」を作り、徐々にアップデートしていく考え方も重要です。

# ▌【テスト・評価】開催期間中も PDCA サイクルを回す

ただ広い展示会場にできあがった手作りのチャペルです。

普通のブースとは異なる趣に「ここでは一体何をやっているのか」と興味をもって近づいてくる方たちが徐々に増えてきました。

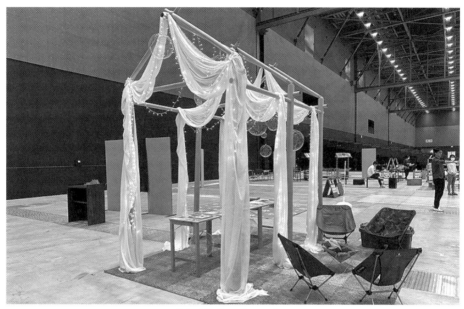

学会開始前のブースの様子

私たちは、早い段階から声かけに工夫を取り入れました。「アンケートにご協力ください」という常套句ではなく**「死生観のシールを貼っていきませんか」という呼びかけ**です。

スタッフが職種別のシールを差し出すと、「え、私も貼っていいの？」ほんの少し驚いた後に質問が書かれたボードの前でしばし考え込む参加者のみなさん。やがて1枚ずつ丁寧に自分の職種のイラストが描かれたシールをボードに貼っていきます。

**参加者が楽しみながら、すすんで回答してくれる流れができたのは、デザインの力を使って事前準備を進めてきた賜物**といえるでしょう。

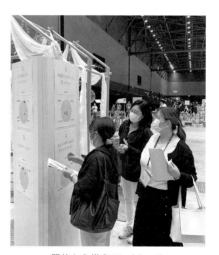

開始から増えていくシール

またデザイン思考は、事前に準備してきた内容を大胆にチェンジすることもためらいません。幸い2日間とも多くの来場者が来訪したため、抜本的に方針を変える必要はありませんでしたが、声をかけるタイミングや声の大きさ、笑顔の作り方もまたデザインです。私たちが黙ってブースに立っているだけなら、素通りしてしまった人もいたはずです。そうした方に適切な声をかけ、興味を惹きつけ、回答まで促していく。回答率を高めるためには、どんな声がいいかを考え続けた結果が「**死生観のシールを貼りませんか？**」だったのです。

「アンケート」という呼びかけ方だと、言葉の性格上私たちは回答者に「お願い」する立場になり、善意によって回答する時間をもらうような関係になります。しかし「シールを貼りませんか？」は**依頼ではなくオファー、提案**です。

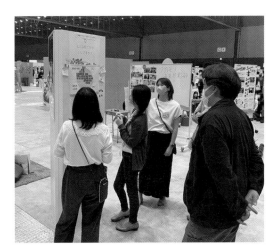 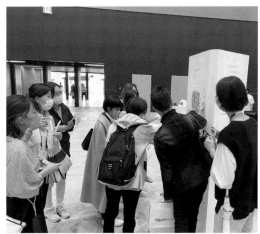

参加者は気になる質問の前に立ちこれまでの回答を見比べながら考え込む

その場で足を止めてもらい、回答を増やすには「なんのシールなのか」「どんなメリットがあるのか」をイメージしてもらうことも重要でした。そこで、私たちが頭につけた言葉は「死生観」でしたが「シセイカン」と普段あまり使われない言葉を聞いて、頭の中で「死生観」と即座に変換できる人は少ないかもしれません。しかし参加者がプライマリケアの専門家であること、舞台装置にチャペルがあったことで、その確率は高まるだろうと想定しました。

回答した参加者の手元に、何か謝礼や賞品が残るわけではありません。ただし、**シールを貼ることで自分が死生観を考える**というきっかけ、体験は得られます。また**同じ職業や職場の人々はどう考えているかという回答結果を見ながら会話をすることによって、考察を深める**こともできます。

# 【結果】医療従事者の死生観のデータを可視化

2日間で多くの方がブースに来訪してくれました。そのうちシールを貼って、アンケートに回答してくれた方は239名以上。最も多く回答が得られた設問は「どんな死に方がいいですか?」でした。この設問には回答しないで、他の設問には参加した方もいるはずなので正確なn数を算出することはできません。少なくとも傾向を分析するには、まずまずのサンプル数を集められたと考えています。せっかくの貴重なデータ、これまでは公開してきませんでしたが、ここで初めて発表したいと思います。

## Q1. どんな死に方がいいですか?

|  | 認知症+老衰 | がん | 脳疾患・心疾患 | 事故 | 判定不能 | 小計 |
|---|---|---|---|---|---|---|
| 医師・医学生 | 38 | 42 | 9 | 8 | 9 | 106 |
| 看護師 | 28 | 13 | 2 | 6 | 2 | 51 |
| コワーカー | 17 | 11 | 4 | 10 | 4 | 46 |
| オフィスワーカー | 14 | 8 | 4 | 8 | 2 | 36 |
| 小計 | 97 | 74 | 19 | 32 | 17 | **239** |

付せんに書かれたコメントより

- (認知症+老衰を選んだが)認知症がないほうがいい
- 分からなくなるのは嫌だなぁ
- どれでもいい、なるようになる
- 宇宙で事故にあうのがいい
- がん。準備できるから
- がん、しかし痛いのは嫌
- 一気に死にたい(7票)

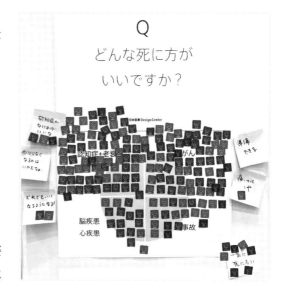

がん患者さんが亡くなる前に痛みに耐える姿をご覧になっている方が多い中、**予想以上に死に方として「がん」を選ぶのが多かったのが意外**でした。「医学の進歩によって、近年の「がん」はそれなりに痛みを緩和できるから」と話してくれた方もいました。私たちは「ピンピンコロリ」の象徴として「脳卒中」「心筋梗塞」の問いを立てたのですが、発症後まもなく亡くなるリスクのある疾患が意外にも不人気だったのは、苦しむ期間が短いと考えられる一方で、重い障害が残ったまま生きていく可能性があることを考えてのことのようでした。

## Q2. どこで死にたいですか？

| | 家（自宅） | 病院 | 施設 | 判定不能 | 小計 |
|---|---|---|---|---|---|
| 医師・医学生 | 54 | 11 | 29 | 5 | 99 |
| 看護師 | 25 | 7 | 10 | 3 | 45 |
| コワーカー | 22 | 6 | 3 | 2 | 33 |
| オフィスワーカー | 26 | 6 | 5 | 4 | 41 |
| 小計 | 127 | 30 | 47 | 14 | **218** |

付せんに書かれたコメントより

・宇宙
・病院・施設・自宅をぐるぐる回りながら
・どこでもOK！尊厳が保たれれば
・病院。ホテルみたいにゴージャスなら
・病院。ベッドが硬い
・24時間以内に発見されるところ（死亡診断書のために）
・家族に迷惑をかけたくない
・誰にも見られずに死にたい
・自宅。だが家族にも覚悟が必要

在宅医療に関わっている方が多い中、住み慣れた自宅で最期を迎えたいと考えている方の割合は約6割弱です。国の調査では一般国民、医療者ともに7割弱が回答しているため、それよりも低い値になります。（出典：人生の最終段階における医療に関する意識調査｜厚生労働省）

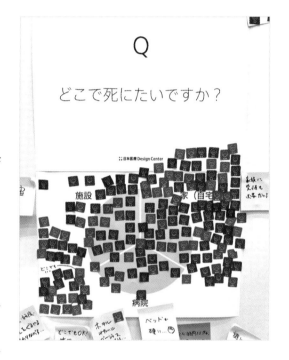

「自宅なら家族にも覚悟が必要」という指摘のとおり、在宅医療の難しさを知るからこそ、「自分は医療機関で構わない」という心理が働いている可能性もあります。

## Q3. 何歳まで生きたいと思いますか？

|  | 70歳以下 | 70〜80歳 | 80〜90歳 | 90歳以上 | 判定不能 | 小計 |
|---|---|---|---|---|---|---|
| 医師・医学生 | 11 | 21 | 34 | 32 | 3 | 101 |
| 看護師 | 5 | 17 | 15 | 16 | 1 | 54 |
| コワーカー | 12 | 7 | 15 | 11 | 1 | 46 |
| オフィスワーカー | 2 | 11 | 14 | 9 | 1 | 37 |
| 小計 | 30 | 56 | 78 | 68 | 6 | **238** |

付せんに書かれたコメントより

・うーん、悩むなぁ…

・明日死んでもいいと思って今を生きる

## Q4. あなたは実際に何歳まで生きると思いますか？

|  | 70歳以下 | 70〜80歳 | 80〜90歳 | 90歳以上 | 小計 |
|---|---|---|---|---|---|
| 医師・医学生 | 5 | 31 | 40 | 22 | 98 |
| 看護師 | 8 | 12 | 23 | 11 | 54 |
| コワーカー | 6 | 15 | 15 | 8 | 44 |
| オフィスワーカー | 5 | 13 | 11 | 10 | 39 |
| 小計 | 24 | 71 | 89 | 51 | **235** |

付せんに書かれたコメントより

・あと20年か…長いなぁ

・82歳がいい（親族がその年齢まで生きた）

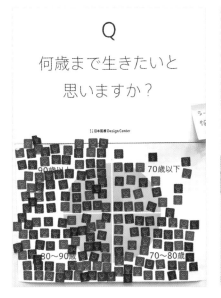
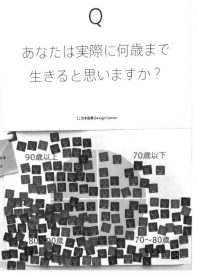

Q3が「願望」であり、Q4が「予測」になります。前のページの左右の写真を比べてみると、Q3とQ4は同じような分布になっていることがわかります。これは回答者の「願望」と「予測」を一致させたいという「願い」とも解釈できれば、多くの人が自分自身の寿命について「願望」と「予測」を区別して考えたことがないという解釈もできるかもしれません。

ちなみに私たちがシールを貼っている人たちを観察したところ、Q3に貼った位置とQ4に貼った位置は多くの人が一致していました。Q3では「90歳以上」と回答し、問4では「70歳以下」と回答するように回答に差をつける人はほとんどいませんでした。

今回は、回答者の現在の年齢を集計しませんでしたが、現在の年齢ごとに回答を分析してみたらどのような結果がでるのが興味深いところです。

## Q5. 死後の世界を信じますか?

|  | はい | いいえ | 判定不能 | 小計 |
|---|---|---|---|---|
| 医師・医学生 | 53 | 48 | 3 | 104 |
| 看護師 | 38 | 13 | 2 | 53 |
| コワーカー | 25 | 11 | 0 | 36 |
| オフィスワーカー | 18 | 19 | 0 | 37 |
| 小計 | 134 | 91 | 5 | **230** |

付せんに書かれたコメントより
- あってほしい
- ないと思うけど「ある」と信じたい
- ある気がする
- どっちでもいい

「死後の世界を信じますか?」については医師の信じる・信じないの回答が半々で、他の職種をあわせると、信じる勢力が優勢でした。**医師からは、「意外と信じている医師が多いのに驚いた」「死後の世界はないと思うが、あると信じたい」**などの意見も聞かれています。
また、オフィスワーカーの人たちが医師・医学生よりも死後の世界がないと信じている人

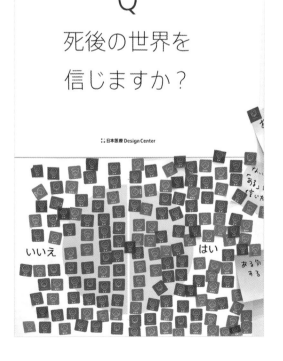

の割合が高かったのも興味深いです。仮説として、オフィスワーカーの人は、他の職種に比べてお看取りに立ち会う機会が少ないことが影響しているのかもしれないという仮説も立てられます。

そして、「死生観」、宗教と密接な関わりがあります。同じ医療職へのアンケートでも、国によって大きな違いが生まれることが予想できます。「死生観」も国別や宗教別、年代別、そして身近な人を亡くした経験の有無など、様々な条件を組み合せていくことによって、より立体的な考察ができるでしょう。

## Q6. ご家族と ACP について話したことはありますか？

|  | ある | ない | 小計 |
|---|---|---|---|
| 医師・医学生 | 62 | 41 | 103 |
| 看護師 | 31 | 21 | 52 |
| コワーカー | 15 | 20 | 35 |
| オフィスワーカー | 9 | 28 | 37 |
| 小計 | 117 | 110 | **227** |

付せんに書かれたコメントより
・自分のはないけどおばあちゃんの話をした

厚生労働省の計画のようには認知度の拡大が進まない ACP（人生会議）も、死を考えるうえでは重要なテーマです。ご家族と ACP について話した経験の有無を質問したところ、医師と看護師の6割が「ある」と回答しました。**2018 年の調査では「ACP をよく知っている」と回答した医師、看護師が2割前後だった**ことと比較すると、やはり日本プライマリ・ケア連合学会学術大会に参加する方々は意識の高い集団だということになります。

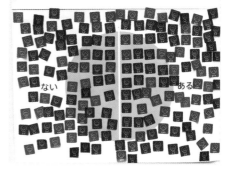

Q

ご家族とACPについて
話したことは
ありますか？

:: 日本医療 Design Center

一方で、回答者全体の「ある」と「ない」の割合は、117 票と110 票でほぼ同数に近い結果となりました。プライマリ・ケアの学会に参加している人の統計として見ると、まだまだ ACP を行動に移している人は少ないと考えられます。今後、**一般の方々の認知度、実践の確率を高める**ことが、私たちに課せられた宿題といえるでしょう。

| | 自分の希望 | なんとなく | 業務命令 | 判定不能 | 小計 |
|---|---|---|---|---|---|
| 医師 | 55 | 12 | 4 | 8 | 79 |

付せんに書かれたコメントより
・僻地に勤めていたので総合的に診られるようになりたかった

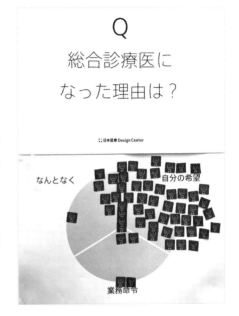

『19番目のカルテ 徳重晃の問診』富士屋カツヒト（著）、川下剛史（企画・原案）という総合診療医のマンガがありますが、このマンガのタイトルからも総合診療医の他にも数多くの専門医があります。

一般社団法人 日本専門医機構の日本専門医制度概構（2018年）の専門医一覧では、上から順に内科領域、小児科領域、皮膚科領域、精神科領域、外科領域、整形外科領域、産婦人科領域、眼科領域、耳鼻咽喉科領域、泌尿器科領域、脳神経外科領域、放射線科領域、麻酔科領域、病理領域、臨床検査領域、救急科領域、形成外科領域、リハビリテーション科領域ときて、19番目の最後に総合診療領域が並んでいます。

専門医制度だけでも他に18もの選択肢がある中で、「なぜ総合診療医になったのか？」について私たちが関心が高かったのはもちろんですが、総合診療医の方がシールを貼る行為によって、自分の「原点」を振り返って考えることや、他の総合診療医がどのような理由で総合診療医になったのかを知ることができることに意義があると考えました。

「自分の希望」で総合診療医の道に進んだ人が約7割と大多数を占める中で、「自分の希望」と「なんとなく」の境界線上にシールを貼った人が7～8名もいるのも見逃せません。

## Q8. 患者さんが亡くなったとき、
## 心が折れそうなくらい悲しい気持ちになったことがありますか？

|  | はい | いいえ | 判定不能 | 小計 |
|---|---|---|---|---|
| 医師・医学生 | 37 | 42 | 4 | 83 |
| 看護師 | 21 | 16 | 1 | 38 |
| コワーカー | 8 | 4 | 0 | 12 |
| オフィスワーカー | 5 | 6 | 0 | 11 |
| 小計 | 71 | 68 | 5 | **144** |

付せんに書かれたコメントより

・自己防衛してるから大丈夫だった

・心が折れそう、とまではいかないかも

・無力感にさいなまれる

集計結果から、医師・医学生よりも看護師やコワーカーの方が悲しい経験をした人の割合が高いことがわかります。これはそれぞれの職種における患者さんへの役割や、接し方が異なるからかもしれないという仮説も立ちます。

一方で今回のアンケートでは、「医師」と「医学生」を分けていませんでした。ベテランの医師と医学生では、臨床経験も異なるため、「医師」と「医学生」で分けて集計すれば、より有益なデータが得られたのは、今回の企画から得られた今後の「知恵」です。

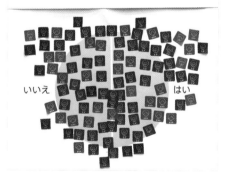

## ［まとめ］全体の集計結果からの考察

今回の活動を通じて得られたのはデータに限りません。「興味を惹く」「自ら参加したくなる」「体験したことを話したくなる」空間とツールのデザインによって、紙上やインターネットでのアンケートとは全く異なる体験をされた来場者も多かったのではないでしょうか。

もちろん、社会課題はこのブースでの体験だけで即解決されるものではありません。しかし私たちが企画したブースでの体験が、誰かと共有したくなる体験だったとしたら、そこから社会が変わっていく小さくても偉大な一歩になるかもしれません。

私たち自身も今回の企画から得られた知見とデータをもとにして、新たな仮説を立てて、デザイン思考で活動を広げていきたいと思います。

たとえば、今回は取り扱わなかった「脳死を死とするか」「尊厳死に賛成か反対か」など、人と対話するには難しいテーマについても、環境や体験をデザインすることによって、様々な価値観を知ることできる対話の場を創り出すことができると考えます。

どう死ぬかを考えることは、どう生きるかを考えることでもあります。着想から約2か月で、何もなかったところから、1つの足跡を残すことができました。一歩一歩ですが、何か行動を変えることで、結果を変えたいと願う人々を勇気づけられたら幸いです。

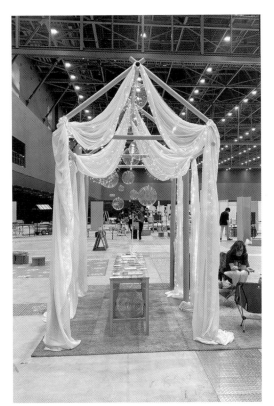

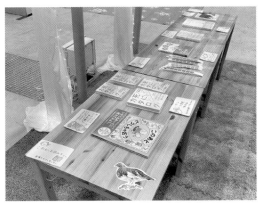

ブース内には「死」に関する書籍を並べた

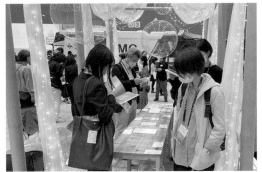

# ＜デザイン思考に当てはめる（5）＝テスト・評価＞

私たち日本医療デザインセンターのメンバーは、それぞれの仕事を持ち、普段は異なる分野で活動しています。設計や施工など本格的に関わったメンバーから、アイデア出しだけ行った人、現場スタッフとして関東や九州から名古屋に駆け付けた人など計8名が関与しました。接客が得意な人もいれば、集まったデータの分析や考察に長けた人もいます。各自が自分の能力を発揮して、協力しあうことで今までにない「もの」「こと」を生み出せたのではないかと思います。

これを聞いて「自分のまわりにはクリエイティブな能力を持った人などいない」と思った読者もいるのではないでしょうか。「デザインの専門家やイラストや工作が得意な人の集まりだからできたのでしょう」という意見もあるかもしれません。

しかし病院内や同じ会社の中でチームを組んでも、人の数だけ個性や特技があります。デザイン思考では、複数人の関わり合いから生まれる「化学反応」が前提になっています。大切なことはイメージやゴールを共有化すること。たしかにイラストが得意な人がいてくれたほうが、イメージの共有化に有利なのは間違いありません。ただし、常に1から絵を描く必要はないのです。

プロトタイプをテストし、評価することです。試作した段階と同様に、よい点と課題点を言語化して、さらによいアウトプットを行うことが重要です。絶えず、改良と進化を続けることでよりよい結果がもたらされます。

デザイン思考に終わりはありません。各地で取り組まれる医療の課題解決にも、明確なゴールはありません。1つを達成できたら、またもう少しレベルの高い次なる課題に取り組んでみましょう。

その頃には、多くの仲間がプロジェクトを支えてくれるはずです。早く行きたいなら、1人で行け。遠くへ行きたいならみんなで行け。私たちにも、あなたの活動をぜひ教えてください。「みんな」の中にぜひ私たちも加えてください。

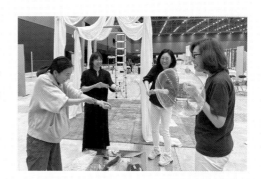

2023.5　日本プライマリ・ケア連合学会学術大会にてブース展示

テーマ『医療関係者に「死生観」を聞く』

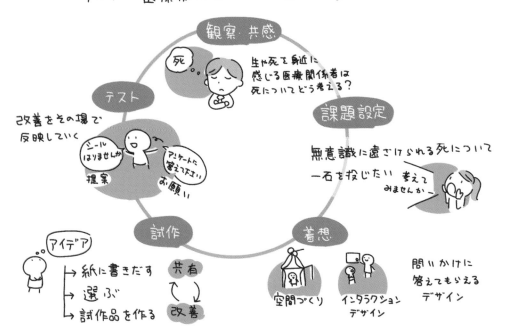

<特別付録>

## オリジナルアイデアカード

ダウンロードして、ブレインストーミングを加速させよう！

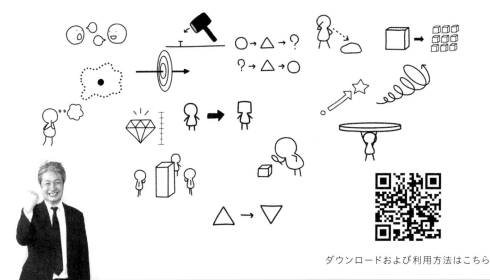

ダウンロードおよび利用方法はこちら

Graphic by りょーこ

# 第5章
## 医療デザインでの学び -受講生対談-

## 医療デザインを学んだ人たちによるディスカッション

医療デザインという新しい考え方と手法を使って、日本全国で大小さまざまなイノベーションを起こしていきたい。これが日本医療デザインセンターの願いです。各地でデザインの産物が次々に生まれるために、私たちが考えたスキームは次の3つです。

1. 私たち日本医療デザインセンターが主体となって実践するパターン
2. 私たちと各地の医療者たちが協力して実現するパターン
3. 医療デザインを普及させ、エッセンスを学んだ医療者が実践するパターン

下にいくほど、日本全国に伝播するスピードが早まると期待できます。そのために、**2022年からデザインの専門家や実践者から学ぶオンライン講座「医療デザインアカデミー（旧称：医療デザイン大学）」を開設**し、これまで2期50名以上が参加してきました。

参加者は医師、看護師、薬剤師、理学療法士や医療・介護機関の経営者や教員など医療介護の有資格者が全体の7割ほどを占め、残り3割はデザイナーなど直接医療介護には従事していない方たちです。1回の講座は2時間〜2時間半ほどで、デザイン思考の基礎を身に付けるためのプログラムを4か月にわたって受講します。

**「私にもできるだろうか、でもデザインなんて学んだことはない」と考える方のために、医療デザインアカデミーで学んだ「卒業生」の成長や変化をディスカッション形式で語ってもらいました。**それぞれの専門性にデザインが加わることで、どのような変化が起きたのでしょうか。

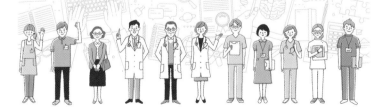

医療デザインアカデミー第1期生の募集のための告知画像

# 座談会参加者の紹介

※所属・プロフィールは2023年8月時点のもの

## 阿川 啓子
<small>あがわ けいこ</small>

島根県立大学 看護栄養学部 看護学科 准教授

看護師としてキャリアの多くを島根県立中央病院などの救命救急病棟で送る。25年の勤務の後、地域看護に魅力を感じ、訪問看護実践の研究者に転じる。在宅医療における看護師の役割を考える研究のほか、看護の視点からJR木次線などローカル線が地域コミュニティにもたらす価値の調査など、中山間地で真に必要とされる医療についての研究も行う。

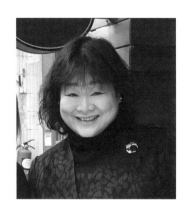

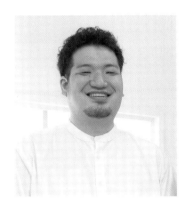

## 坂本 一城
<small>さかもと いっき</small>

一般社団法人NURSE 代表
株式会社CiTADEL 代表取締役 / 看護師

循環器や呼吸器病棟で計9年の看護師としての勤務経験をもつが、現在はフリーランス看護師兼グラフィックデザイナーとして独立。「看護師の人生をデザインする」ために、一般社団法人NURSEを設立。「看護はもっと楽しいもの」というポリシーのもと、多くの看護師が楽しんで仕事をできる環境を整えれば、結果的に多くの患者さんのためになると考える。豊かな人間関係を築いて看護師にかかる不要な負担を減らしつつ、本来のやりがいが感じられやすくなるように『看護師の新しい働き方の創造』と『今ある職場の改善』ができる団体を目指す。

## 立石 実
<small>たていし みのり</small>

心臓外科医（横浜市立大学病院）

心臓血管外科で多数の手術を担当し、医療の最前線で奮闘する傍ら学術集会、各種講演や執筆活動にも取り組む。診療科として特に男性の多い職場で、子育てをしながら心臓外科医を続けるのは困難だったというが、働く女性としても情報発信を行う。自身が母となった視点を活かし「患者説明にそのまま使える 不安なパパ・ママにイラストでやさしく解説 こどもの心臓病と手術」を出版したほか、先天性心疾患についての啓蒙プロジェクトを遂行中。

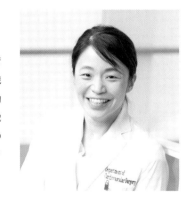

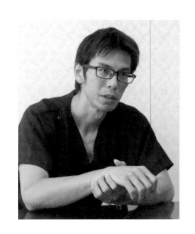

**野﨑 礼史**（のざき れいじ）

医療デザインアカデミー 学長
一般社団法人 日本医療デザインセンター 理事
消化器外科医（水戸済生会総合病院外科部長）
外科医として主にがん患者さんや腹部救急患者さんの診療に携わり、肉体の健康だけでなく、精神的、社会的にも人々が健やかでいられるウェルビーイングな医療を目指す。研修医の教育や、栄養サポートチーム（NST）のリーダーとして各職種のメンバーの育成に携わる中、「医学的な技術や知識に加えてwell-beingを社会全体にもたらす人材に育てる方法はあるか？」を考え、医療デザインアカデミーを立ち上げて、学長として明日を担う医療人の教育活動に力を入れる。
「日本一足の速い外科医」としても知られ、現役アスリートとしてマスターズ陸上の全国大会にて日本一にも輝いた。

## 「医療デザインを学ぶ」意味とは？

－－今日はよろしくお願いします。では、まず野﨑学長から2022年にスタートしたこの医療デザインアカデミーの目的と生まれた経緯を教えていただけますか。

**野﨑** 医療デザインアカデミーで学長をつとめています野﨑です。今日はみなさんよろしくお願いします。僕は外科医として手術する機会が多いわけですが、本当のウェルビーイングには、肉体の健康だけでなく、心も穏やかで社会的にも安心して暮らせることが必要だと感じてきました。

組織の中では、研修医の教育にも関わっていますし、栄養サポートチーム（NST）のリーダーを任されているため、医師の中でも他の職種の人たちと会話をする機会に恵まれていると思います。

医療や医学の課題は、社会や科学の進歩によって解決したものがたくさんありますよね。昔は治せなかった病気の治療薬ができたり、疾患に対する手術の成功率が上がってきたというような話など、色々あります。しかし、**医学的な技術や知識は当然として、僕も含めて医療従事者自身が本当にウェルビーイングを実現できているだろうか？** そんな人材をどうやって育成したらよいだろうか？ そんなことを考えているうちに、筑波大学のアイスホッケー部の後輩である桑畑君に誘われたんですよ。「礼史さん、医療とデザインですよ！」って。「日本医療デザインセンター？ 何それ」という感じでした。

－－最初は何を言っているか、わからなかったのですか？

**野﨑**　今もわかっていないかもしれません（笑）。しかし、何か不思議な可能性は感じたんですよ。医学、薬学、看護学などの知識だけではうまく解決できない課題がたくさんあることに気づきました。

一般的な企業では「顧客ニーズ」などといいますが、私たち医療従事者の場合は、顧客を患者さんや院内の同僚に置き換えるのが適切でしょう。そうなると私たち医療従事者は「どう課題を設定して、その課題をどう解決すればいいのか？」という教育や訓練を受けていないことに気がつきます。

少なくとも**「医療の課題を医学の力だけでは解決できない」という事実に、僕たち医療者がまず気がつくことが大切なんじゃないか。**そのうえで解決方法としてデザインが全てを解決できる万能なものとは思っていないけれど、固定観念にとらわれずに根本から考え直す、捉え直すにはデザイン思考はなかなかいい手法だと思ったんです。

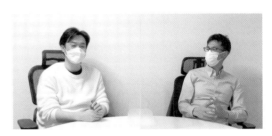

医療デザインアカデミーの構想について話し合う
桑畑（写真左）と野﨑（写真右）

なので「それを（医療者）みんなで学びましょう」と考えてこの医療デザインアカデミーの原型をつくったんです。

## 学んだことを教員として学生へ還元する（阿川さん）

－－今日集まっていただいた3名の方は、いずれも2023年春に開講された第2期の同期生ですね。なぜ受講しようと思ったのかをお聞かせいただけますか。

**阿川**　私は島根県の大学教員で、看護学を教えているんですけど、ここで聞いた話や習ったテーマがどれも面白くて！　日曜日の夜にオンラインで講義を受けた内容を、そ

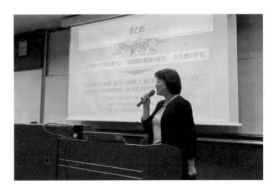

島根県の大学教員として看護学を教えている阿川さん

の週には学生に披露していたんです。「学生だったらどう答えるかな」と想像しながら講義を聴くのも面白かったですね。

きっかけは、友人の医師が先にこの講座に申し込んでいて「面白そうだから、あなたも申し込んだほうがいいよ」と誘われたことで。デザインがなんなのか、イマイチよくわからないスタートだったのですが、カリキュラムにもあるようにさまざまなデザインの話を聞き、引き込まれました。

印象的だったのは原田 泰 先生の「ヴィジュアルコミュニケーションデザイン」の回ですね。たとえ上手なイラストでなくても直感的に添えたヴィジュアルが受け手の理解度を向上させるという学びを得ました。**これを私から学生に伝えたら、その前後で学生のプレゼン資料が劇的に上手になったんですよ。文字の大きさ、配置のバランスなど、ちょっとした変化で伝わりやすさが変わるのが驚きでした。**

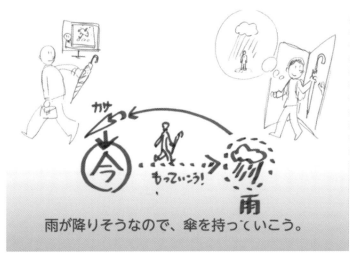

『ヴィジュアルコミュニケーション』講師：原田泰さんの資料より

**立石**　学んだ内容を誰かに教えることによって、自分の学びが深まるってことですよね。デザインっぽい体験ですね（笑）。

**坂本**　やっぱりインプットするだけでなく、アウトプットすることが本当に大切ですよね。アウトプットした瞬間に意味がより深く理解できることはありますよね。

**阿川**　まさにそうですね。私も学びを学生に還元したいという思いがあるから、ますます前のめりに講義に参加するようになったと思います。

## ここなら僕の学びたかったデザインがあるかも（坂本さん）

**坂本** 僕は直感的な考え方で生きているタイプで、面白そうな人がいると話を聞きたくなってしまうんです。桑畑さんとの出会いがまさにそれで「あ、変わった人だ。興味ある」と惹き込まれました。

僕は看護師として働いた後、看護師デザイナーと名乗っていた時期がありました。2年ほどですが、病院を退職してフリーランスでグラフィックデザイナーの仕事をやっていました。ロゴや名刺、資料の作成みたいなことを続けていたので、頭の中に看護とデザイン、「看護師さんの人生をデザインしたい」みたいな構想は頭の中にあったんです。ただグラフィックデザインだけで考えても、アイデアはあまり進展しなくて、もっと大きな枠

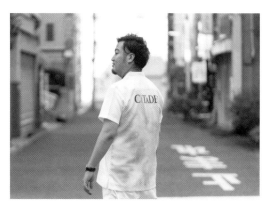

フリーランスの看護師としての活動にとどまらず、
起業家としての顔を持つ坂本さん

組みのデザインがあるというのはわかっていながらも「学ぼう」と決断できずにいたんです。あまり学校の授業も好きではなかったので。

ただ今回、『**医療×デザイン**』という話を聞いて、「**ここなら僕が学びたいデザインを学べるんじゃないか**」という直感に従って受講を決めました。各講師がさまざまな角度からデザインを解説してくれましたが、全ての講師がまさにその分野のプロフェッショナルであると感動しました。基礎的な知識や技術にとどまることがなくて、必ず1枚上をいくというか、その講師のオリジナリティというかプロとしての視点から話が聞けるのは本当に刺激的でした。

## デザインでワクワクする体験（立石さん）

**立石** 私が医療デザインアカデミーに参加しようと思ったのは、尊敬する先輩の心臓外科医からお声がけいただいたのがきっかけです。子育てしながらバリバリ心臓血管外科で活躍されてきたすごい方なんですが1期生として受講されていたんですね。「めちゃくちゃおもしろいから受けたほうがいいよ！」と背中を押されました。受講生全員を見渡

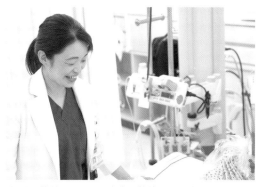

心臓血管外科医として臨床の前線に立ち続ける立石さん

しても、私が一番「デザインとは何か」をわからずに受講したのではないかと思います（笑）。

そういう点では、初回が同じ外科医である野﨑先生の講義でしたが、イントロダクションとしてとてもよかったですね。**自分の視野が広がりそうだなと一気にワクワク感が増長された感覚を覚えています。**デザインを知らないまま入ってきた私にとっては、デザインの領域や「そもそもデザインとは何か」という話は大変有意義でした。

その他、言葉のデザイン、UIデザインなどは特に印象に残りました。普段から「ホームページをどうやったら読んでもらいやすくなるのかな」と考えていたので、スムーズに理解できました。

## ▌初回の講義「医療デザインとは何か」に込めた思い

－－カリキュラムがよかったという評価がありました。初回の講師、つまりトップバッターは、どんな気持ちで務めていましたか？

野﨑　ワクワクしたという感想はとてもうれしいですね。**ワクワクする気持ち、楽しい気持ちは人の思考や行動を変えるうえでとても大切だと思っています。**そもそも「学長」なんて大それた肩書きがついていますが、受講生のみなさんと一緒にデザインを学び、実践していきたいう気持ちを持って臨んでいます。それには、まず「デザインって、なんかすごそう」と思ってもらうのが大切ですよね。

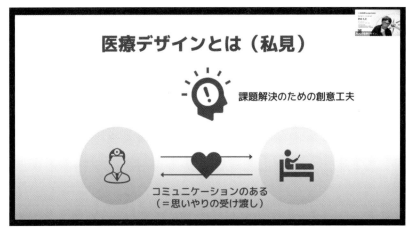

『医療デザインとは』講師：野﨑礼史さんの資料より

謙遜ではなく、僕がデザインを語るなんておこがましいという気持ちを持っています。僕は外科医一筋のキャリアで、デザインを意識するようになって、デザイン関連の本を読むようになったのはこの2年ほどのことです。なので見聞きした情報が多いのですが、医師として感じた僕なりの解釈を加えて講義させてもらったというのが本当のところです。

だから**共感し合ったり、いろんな意見を伝えたり聞いたりしながらデザインの可能性を医療界に広めていきたいという思いで話しました。**カリキュラムについても1期から2期、そして3期へと試行錯誤しながらバージョンアップできているのではと思います。通しのテーマで、すべてに○○デザインと「デザインを学ぶ」ことにこだわったのもよかったかなと思っています。

阿川　系統立てていろんな視点からデザインを学べるのは、わかりやすかったんじゃないでしょうか。医師、看護師、リハ職もいれば、いろんな職種の方が参加している中で「デザインとはこういうこと」という軸を提示してもらえたのはよかったと感じます。

立石　初回のワクワクがあったからこそ、そのあとも面白かったですよ。たとえば石川淳哉さん（ソーシャルグッドプロデューサー）なんて、**「こんなに視野が広くて、世の中を大きな目で捉えている人がいるんだな」**って驚きました。「UI/UXやキャッチコピーってこうやってつくるのか、もう絶対自分には真似できない」なんて感じました。頭の柔らかさ、使い方が私とは違うのでしょうね。毎回の講座が刺激的でした。

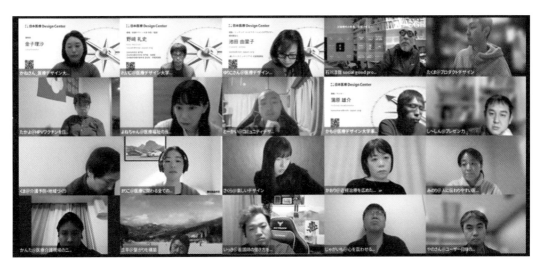

『ソーシャルグッドデザイン』講師：石川淳哉さんの回の講座の様子

## さまざまな職種の人が学びを得られる仕掛け

**－－参加する受講生はだいたい20人前後ですよね。どのような人の集まりでしたか？**

**立石**　先ほどさまざまな職種の方がいると阿川さんがいわれましたが、受講生の多様性というのも大事なポイントですよね。同じ受講生のさまざまな考え方を知ることができたのは、私にとって大きな収穫でした。

たとえばリハビリテーション器具を自作した話を何人かが当然のように話していましたよね。**それぞれの立場で取り組んでいることを情報交換できたのも新鮮だったと思います。**視野が無理やりにでも広げられる感覚ですかね。

**野﨑**　こういうユニークな場に積極的に参加する立石先生も、よい意味で変わり者だと思います（笑）。たしかに僕ら医療者は、日常の"世界"が狭いんですよね。僕は「短距離走が本業で、外科医が副業」なんていっているんですけど（笑）、やはり医療従事者以外と意図的に接点をつくっている感覚はあります。さまざまな人と接し、視野を広く持ったほうが面白いアイデアも生まれる気がします。

**阿川**　視野の話題で思い出しましたが、アカデミーの講義で聞いた話で看護師の吉岡純希さんの話はすごい反響でした。（本書P.53で紹介）訪問看護の際に、薬の内服を忘れないようにお箸に巻きつけたことで、看護師の服薬補助がいらなくなったという話ですが、学生はもちろん、臨床の看護師さんもびっくりしていました。

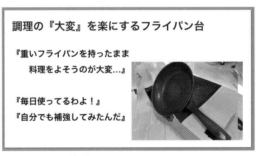

調理の『大変』を楽にするフライパン台

『重いフライパンを持ったまま
　料理をよそうのが大変…』

『毎日使ってるわよ！』
『自分でも補強してみたんだ』

受講生の梶原拓真さんが職場にて実践した創意工夫

「それがデザインなんですね！」っていわれましたし、**ほんのちょっとした工夫で結果が変わるし、その人の人生も大きく変わったのだと想像します。**きっかけとなったのは、独特の視野の広さ、発想の柔軟さだったのではないでしょうか。

医療の仕事は、枠組みから外れることを良しとされない傾向がありますよね。しかし、ある範囲の中では、自由に発想してトライしてみることはよいことなんだって、みなさんが気づけたらいいですよね。

# 変えることのリスクと、変えて劇的によくなる可能性

−−坂本さんも看護師として勤務しているときは、はみ出さないように気をつけていたのでしょうか？

**坂本**　看護師の世界でも従来のルールを変えるなど、新しい試みの発想は基本的に敬遠されると肌で感じてきました。だから、アイデアを思いついても口に出さない方が「この場の雰囲気や関係が悪くならないだろう」みたいな忖度は、とても多いような気がします。「良い方向に向かうかもしれない」という希望がある一方で、変化に対して生まれるわだかまりを避けようというリスク回避の思考が働くのではないでしょうか。僕も医療安全の部署にいた経験があるので、間違ったとき、失敗したときのリスクを予測することは重要で素晴らしいことでもあるので、一概に「変えないことが悪い」というような断定はできません。しかし、デザインを学ぶと「新しいことを取り入れて劇的によくなる」という結果も想像しやすくなりました。

特に感じるのは、言葉1つの選び方でどれくらい伝わり方が違うかってことですよね。同僚の看護師さんに対しても、患者さんやその家族に対しても、そして「変えることを説明するとき」の言葉も大事です。**まずはちょっと自分で試してみて、結果を見せるなんていう方法もデザイン的アプローチだと思います。**

**変える前のリスク評価に時間をかけるより、結果がよくなることをどれだけ面白く、よく見えるように表現できるかが、デザインの力だと思うんです。**今だからよくわかるというか、当時、無我夢中でやっていたことはデザイン的に正しかったのだなあと確認できたのは個人的にとてもよかったです。

**野﨑**　既存の考え方を壊すのではなく、自ら気づくようにもっていくというのかな、回りくどいかもしれないけど「変える」ってそういうことですよね。

## 類は友を呼び、デザインの仲間ができた

**坂本** 一方で、このコミュニティは、結構特殊な環境だったと思います。現場で働く中でさまざまな方とのお付き合いがありましたけど、これほど前衛的で、生産性のある考え方の人が集まっているのは驚きでした。**講座での講師からの話ももちろん面白かったんですけど、受講生のみなさんの発言がまた面白くて、そこから得られるヒントもたくさんありました。**

**阿川** たしかに講義を受けて、その後、**4人前後のグループで感想を話し合って、また全体に戻るという仕組みがすごくいいなと思いました。**

**立石** 私もそう思います。最初は「あれ、何を話したらいいんだっけ」みたいな感じになりましたが（笑）、**講座の後半になると個人的な話もできて、互いの課題も認識できるのでよかったですね。**

**野﨑** やはり、ただ講義を聞きっぱなしにするのとは違う感覚ですか。

**立石** 違いますね。**人数も絶妙で、自然と全員が発言したくなる雰囲気が生まれましたし。**20人前後全員がいるところでみんなでディスカッションするのは難しいですし。4人前後のグループがちょうどよかったと思います。

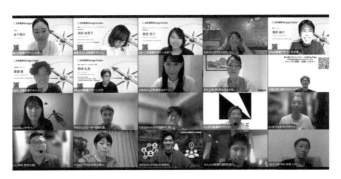

講座の様子。オンラインだからこそ顔が見えることを大切にした

**坂本** 学生に向けた一般的なグループワークだとよく感じるのですが、話せる学生、話すのが苦手な学生にわかれますよね。人数も1つの要素だと思うのですが、このアカデミーの受講生は意見をいうのも好きで、ディスカッションが得意な人たちの集まりだったように思えます。ただ実際には、口数が少ない人をどう巻き込むのか、引き出すのかみたいなファシリテーションの技術が必要な場面もあるので、発言する順番をどうデザインするか、なども学べるとさらに充実したかもしれません。「コミュニケーションデザイン」みたいな感じですね。

野﨑　「少人数でも話すのが苦手、でもデザインは学びたい」と考える人もいるかもしれないので、多様なニーズに応えていきたいとは思っています。ただ、僕たちはデザインを学べるだけでなく、一緒に学ぶ人たちのコミュニティをつくりたいと思っています。だからこそ、仲間ができたと感じてもらえることは、率直に嬉しいです。

# 医療デザインの実践と、そこからつくる未来

**－－学んだ医療デザインをこれからどのように活かしていきたいでしょうか。**

阿川　「看護師バンク」づくりに医療デザインアカデミーでの学びを活かして、私が勤めている大学で"プロジェクト"として取り組みたいと考えています。
新卒採用で大病院に就職するのと比べて、新人の看護師がいきなり訪問看護の現場には行きづらいという現状があります。仮に就職しても小規模な訪問看護ステーションでは、新人の育成を行うだけの余裕もありません。そのため、8か月だけ県が看護師の給与を肩代わりする制度があるので、**「看護師バンク」が一括して看護師の教育をしながら、契約したステーションに優先的に配属するようなスキーム**を描いています。

この仕組みなら、週3日はある事業所で、残りはほかの訪問看護ステーションで働くような変則的な勤務も可能です。「1人を雇い入れるほどではないけれど、週2〜3日だけ手助けがほしい」という事業所には最適ですよね。看護師に求められるケイパビリティとして、野﨑先生がおっしゃった他者へのエンパシー（考えを想像する力）が重要だと思います。このあたりも看護師バンクに登録した看護師さんにはみっちり教育できたらいいなと思っていて。これ、医療デザインだと思いませんか？

**－－すばらしい構想ですね。特に過疎地域では待望されそうです。**

坂本　僕も看護師の働き方や生き方をデザインするというコンセプトを掲げて一般社団法人NURSEを立ち上げました。阿川さんの活動をぜひ支援させていただきたいと思いました。**まずは外部から見える看護師のイメージ、そして看護師自身が抱いているイメージを変革したいんです。**変革のために人に正しく伝えるには、ライティングなど言葉の選択も重要です。看護業界は、人数が多いというポテンシャルがあります。それだけ多くの対象者がいるからこそ、**デザイン思考で、人面白く変わることを伝えていきたいし、**そのためにも、僕自身が誰より楽しんでいる姿を見せていけるようにしたいです。

たとえば看護師が力をあわせて、地方の大病院が持て余している広大な敷地を有効に活用するというのも地方創生の手段の1つではないかと。うまく活用すれば、住民の方々が「病気になったから病院に来る」んじゃなくって、「健康を高めるための場所が病院」のように認識を変えられるかもしれません。そうなれば、献身的に病気の人を支える看護師の姿ももっと多様化して、輝けるんじゃないかと思います。**看護師がより自立して、誇りをもって働けるようにデザインしていきたいですね。**

**立石** 何かを変えるには仲間が必要だって思います。1つの病院の中だけかもしれないけど、自分がチームを率いる立場になると、冒頭の野﨑先生の管理栄養チーム（NST）のようにさまざまな人の考えが絡みあって、どこから手をつけたらいいのかわからないことも本当にたくさんあります。
**しかし「アプローチ次第で変えられる」ことを学びましたし、自分が変革を起こしたいときの相談相手や仲間がつくれたという実感があります。**講座を受ける前に描いたことがまずは実現できました。

私は、以前から仲間と一緒に何かを達成したいと考えています。「1人でコツコツ」が苦手ともいうのですが（笑）、ペースメーカーみたいな人、自分の苦手分野を補完してくれる人と一緒にプロジェクトを進めるのが好きです。
ブッダの教えで、人間も動物もみんながつながっているという話と似ていて、心臓外科とか医師、医療従事者なんて、所詮はものすごい狭い世界で生きています。だからこそこの講座を通して私の視野や世界が広がったことは大きな財産だと思います。

**－－同じ外科医として今のお話を聞いていかがですか？**

**野﨑** まったく共感ですよ。医療だって1人じゃ何もできないじゃないですか。チームで、より良い医療を提供しましょうねってチーム医療の話をしていますよね。僕も院内で同じようなチームの話をしているので、とても共感しました。直接、患者さんに関わることでなければ、多少の失敗をしたっていい。早く行きたいのなら1人で、遠くへ行きたいならみんなでの精神ですね。医療デザインもまた、多くの仲間を必要としています！

**－－医療デザインで社会に貢献していく仲間の輪がどんどん広がっていくことを期待しています。今日はみなさん、ありがとうございました！**

# 学びを深めるためのグラフィックレコーディング

グラフィックレコーディングは、話の関係性や全体の構造を直観的に示すのに適しています。医療デザインアカデミーの講座では、講師からの講義内容をまとめるのはもちろん、受講生からのアイデアや発言も組み込む形で描かれています。

受講生がグラフィックレコーディングを復習に用いて学びを深めることができるだけでなく、講師にとっても受講生からのアイデアや発言が描かれたグラフィックレコーディングは貴重な資料として喜んでいただいています。

また、ページの下に掲載した受講生の似顔絵と受講目的の一覧化については、早い段階で他の受講生の顔と名前が一致するようになるのはもちろん、受講生の1人ひとりがどのような目的を持って参加されているのかが記されているのが重要です。講座を重ねて受講生同士も親しくなっていく中で、その人が大切にしていること(理念)と実現したいこと(ヴィジョン)を理解している、もしくは理解されていることが、コミュニティを醸成していく上で大切なことだと私たちは考えています。

本書では、詳細が読めない大きさでの掲載になりますが、医療デザインアカデミーでの講義概要や雰囲気が伝われば幸いです。

グラフィックレコーディングを始めとする「記録のデザイン」。そして、講座の中での仕掛けについても講師や受講生のみなさんとともに進化させていきます。興味のある方はぜひ医療デザインアカデミーで学び、あなたの現場でも使える「知恵」を身につけましょう!

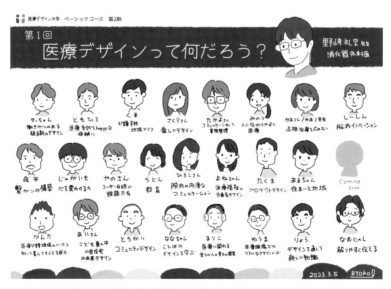

第1回の講座後に参加者の似顔絵と受講目的を一覧化。
illustration:豊原亮子さん

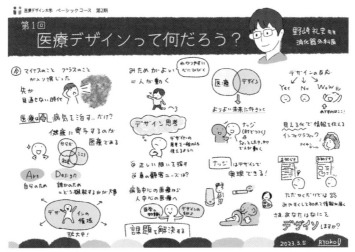

第1回『医療デザインって何だろう？』講師：野﨑礼史さん
illustration：豊原亮子さん

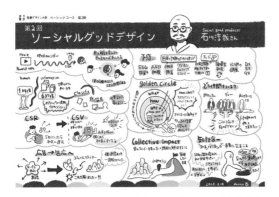

第2回『ソーシャルグッドデザイン』講師：石川淳哉さん
illustration：笹本玲緒奈さん

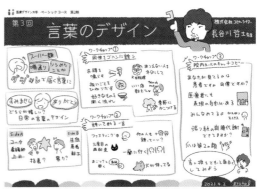

第3回『言葉のデザイン』講師：長谷川哲士さん
illustration：豊原亮子さん

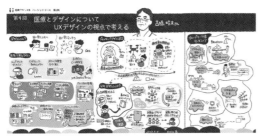

第4回『医療とデザインについて
UXデザインの視点で考える』
講師：吉橋昭夫さん　illustration：笹本玲緒奈さん

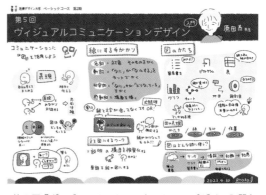

第5回『ヴィジュアルコミュニケーションデザイン入門』
講師：原田泰さん　lllustration：豊原亮子さん

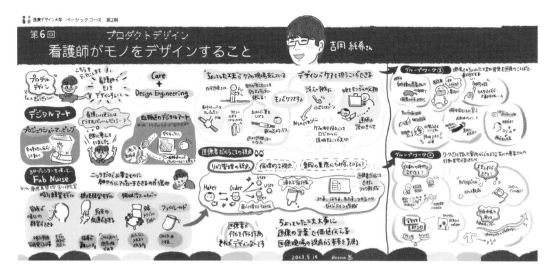

第6回『看護師がモノをデザインすること』講師：吉岡純希さん
illustration：笹本玲緒奈さん

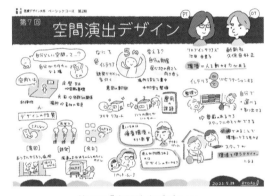

第7回『空間演出デザイン』
講師：池田由里子さん、久保田好正さん
illustration：豊原亮子さん

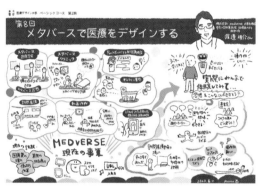

第8回『メタバースで医療をデザインする』
講師：渡邊雄介さん
illustration：笹本玲緒奈さん

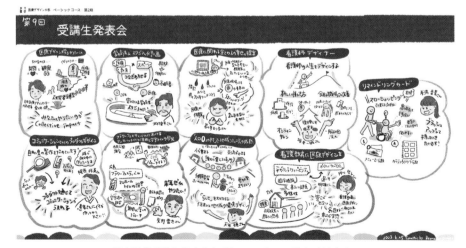

第9回『受講生発表会』illustration：笹本玲緒奈さん

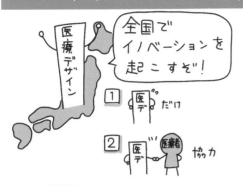

全国で
イノベーションを
起こすぞ！

1 医デ だけ

2 医デ × 医療者 協力

Speed↑
拡散↑

3 医療者 ←主体　支援→ 医デ

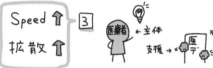

医療デザインを学ぶ医療者を増やして
日本を各地から変えていく

## 医療デザインアカデミー

受講者インタビュー

阿川 啓子　坂本 一城　立石 実

Key topic
看護師バンク　看護師の人生デザイン　人に伝わりやすい医療

with
野崎礼史 学長
医療の課題は医学だけでは解決できない
⇒ デザイン思考に可能性あり！

Q 受講の動機は？

デザインの話に引きこまれた

自分の視野が広がる予感

学びたいデザインに出会えそう

---

Q よかった講義を教えて！

ヴィジュアルコミュニケーション
 学生に教えたらプレゼン資料が劇的に上手になった！

ソーシャルグッドデザイン
 世の中を大きな目で捉える驚き！

Q 学びの仕掛けはどうでした？

Goal 医療者の狭い日常を様々な人と触れることで広げたい

 講義　グループディスカッション　講義内容を受講生との対話で理解を深める

類は友を呼ぶ
デザインの仲間が増えていく

Q 医療者として気をつけたことは？

 新しいことやろうよ！ リスク 押しつけるのではなく No!

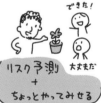 できた！ リスク予測＋ちょっとやってみせる 大丈夫だ

伝えるデザインで現場に広めていく

Q これからどんな実践を？

 県立大学を中心に新人看護師が看護学を学べる「看護師バンク」をつくる

 起業家として看護師の働きかたや生き方をデザインする

 苦手をフォローしてくれる仲間と一緒に何かを変えていきたい

終章
医療デザインで、
世界に驚きと喜びを。

# 医療デザインで、日本の明るい未来は本当に描けるのか？

今、この本を入稿する直前に、この終章を書いています。

デザイナーの僕にとって、何かを創り上げていくプロセスには苦しさもありますが、それ以上の喜びがあります。もし神様が「何しててもいいよ」と言ってくれたら、僕は人生の大半をモノづくりに充てると言い切れるくらい、メッセージをカタチにしていく工程が大好きです。

しかし、『医デ本』の制作は本当に苦しかったです。

第1章や石川淳哉さんの解説文でも記したように、**現実を知れば知るほど、日本の明るい未来を描くのは難しいです。** 僕が尊敬する小澤竹俊先生は、これからの日本の社会状況を「沈みゆくタイタニック号」とたとえて警鐘を鳴らしていましたが、このたとえは日に日に現実味を帯びています。

世界平和や地球環境問題を語るほど、僕にはまだ地球規模のことは見えていません。しかし、日本に生まれ日本で生きてきた者として、調べれば調べるほど重たい気持ちになっていきました。

「このままだと日本はヤバいよ」と言われたときのリアリティと重さが20年前と比べて明らかに違うのは、僕が歳を重ねたことだけが原因ではないと考えます。

『医デ本』は、医療はもちろん、日本がこのままだと衰退していく未来予測と向き合いながら、目の前の患者さんのために、その先の地域社会のために、毎日一生懸命働かれている医療従事者や介護従事者のみなさんへの取材を重ねていきました。これは**どんどん周囲が暗くなっていく泥沼の中で、光を探していくような感覚**でした。

僕らが『日本医療デザインセンター』と名乗り、今後さらに様々な社会課題に挑戦していくにあたって、この感覚は今後も大切にしていきたいと考えています。

ファンタジーに夢を見出すのも悪くはありませんが、**僕たちは厳しい現実と向き合い、そこから光を探し、光を当て、夢を現実にする存在でありたいです。**

# これまでの活動をカタチにして届けたい

## 「医療デザイン？　なんだか面白そうですね」

名刺交換をしたときに、多くの方から「医療デザイン」という言葉に関心を示していただきます。社交辞令もあるとは思いますが、いずれにせよ団体名の「医療デザイン」に目が行く方がほとんどです。社名のツカミはバッチリです。

「いったい何をデザインしているんですか？」
二言目にいただくことが多い言葉です。

このときに、著名な病院の建築をデザインをしましたとか、その分野における最もシェアの高い医療機器をデザインしましたのように誰もが知る「モノ」を提示できれば、話が早いどころか尊敬の眼差しで見ていただけるかもしれません。
しかし、私たちには一言でインパクトを与える「モノ」の実績はありません。

なので二言目の質問をした人の脳内には「？」が飛び始めます。

そうすると一緒に活動している理事が横からこのように補足してくれます。
「代表の桑畑は学生時から情報デザインを学んでおりまして……」
この20年間で「情報デザイン」という言葉は、市民権を得たとは言わないまでも、どこかで耳にした言葉にはなっているでしょう。しかし、手に取れる「モノ」を扱うデザインではないので、その説明を受けた人にはもう2つくらい「？」が追加されます。

「？」が飛び交っている相手は、さらに追い討ちをかけるように次のような言葉も浴びます。
「桑畑は20年以上、グラフィックデザインの仕事をしていて、今は医療の社会課題を解決するソーシャルデザインに取り組んでいるんです」
間違ってはいませんが、グラフィックデザインとソーシャルデザインを繋げて考えられる人は僕らの団体のメンバーにもほとんどいません。

大体ここまで来ると、始めは目を輝かせて興味を示していた人も「はぁ、そうですか。素晴らしいですね」と興味がなくなった表情で立ち去るか、話のテーマが相手の事業の話に変わります。
せっかく僕らの家の玄関に上がっていただいたのに、玄関で興味をなくして退出するようなものです。

1時間、僕らのヴィジョンや活動を説明すると、多くの人はそこに共感してくれたり、可能性を見出してくれます。しかし、1時間も話を真剣に聞いてくれる人がどれだけいるのでしょうか？（なのでこれまでに時間を作って話を聞いていただいた人と、このページまで読んでくださった人にはこの場を借りて御礼申し上げます）

今のところ、エレベーターピッチやTV CMのように30秒以内に「医療デザインが何か」をスピーチして相手の心を動かすのは難しいです。

そこで、少し長いけれどもまとめたカタチにして、多くの人にちゃんと届けたいと考えました。私たちが何を懸念しているか、一方でどのようなことに希望を感じて、何に光を当てたいのか、をです。

そして願わくば、『医デ本』のどこかの一節でも、読んでくれた人の希望になってくれることを願ってこの本を書きました。

僕らが自分たちの活動をカタチとして提示できなくてヤキモキしていたように、取材を受けていただいた人の中には、自分たちの想いや活動を周りの人に伝えられていないことに課題を持っている人たちがたくさんいました。
すでに輝かしい成果をあげている人はもちろん、**まだまだ知られていない素晴らしい活動があること。そしてあなたの地域にも、そのような人たちがいるかもしれない**と感じてもらえたら嬉しいです。

## ▌謝辞

『医デ本』は、出版プロデューサー、出版社、ライター、イラストレーターはもちろんのこと、多くの人の協力と貢献によって創られています。あるお薬のCMじゃありませんが、『医デ本』の半分は愛でできています。

まず、取材に協力いただいた医療従事者のみなさま、介護従事者のみなさまには心より御礼申し上げます。みなさま1人ひとりの取り組みがなくてはこの本は成り立ちませんでした。**成果はもちろん、苦悩や失敗までオープンに語っていただいたことによって『医デ本』は美談に終わらずに、より立体的かつリアリティが感じられる内容になった**と思います。
読者のあなたにとって「すごい話」で終わらず、「協力したい」「一緒にやってみたい」と思える内容があれば嬉しいです。

次に、解説文を書いていただいた石川淳哉さんに御礼申し上げます。石川さんとは知り合ってから15年以上の年月が経ちますが、当時バリバリの広告マンだった石川さんは5年前に再会したら「ソーシャル・グッド・プロデューサー」を名乗って新たな挑戦を始めていました。**石川さんと、その彼が塾長を務める「ソーシャル・グッド・プロデューサー育成塾」の存在は、僕自身が「社会課題」と真剣に向き合うきっかけ与えてくれました。**常に刺激をくれて、僕の視野を広げてくれる石川さんにはこの場を借りて、ありがとうございます。

巻末の解説文をお願いした原田 泰（はらだやすし）先生は、僕が大学生および大学院生のときにご指導いただいた先生です。原田先生にはデザインの技法以上にデザインの面白さを教えていただきました。**還暦を過ぎても、デザイン教育を通して、ものづくりの楽しさを伝え続けている原田先生からはいまだに学ぶことばかりです。**また、学生時に大きな影響を受けた原田先生から、社会起業家として活動している今、指導を仰げること。そして、プロジェクトに一緒に取り組めることは大変心強く、幸せな関係だと感じています。

また、第1章の「社会課題」において専門家として助言いただいた顧問の吉田雄人（よしだゆうと）さんには、日本医療デザインセンターの立ち上げ時から今日に至るまで僕の"メンター"として、本当にお世話になっております。**日本医療デザインセンターは、5年前に吉田さんのもとで学んだ『GR人材育成ゼミ』によってカタチになりました。**僕らの今後の取り組みによって『GR人材育成ゼミ』の価値を広く知らしめて恩返しすることが僕の密かな目標です。

そして、『医デ本』はこうやって社会に出すことができたのは、尊敬する出版プロデューサーの平田静子（ひらたしずこ）さんのおかげです。平田さんとは知り合ってから15年以上、歳の離れた友人付き合いをさせていただいていますが、平田さんが周りから慕われ頼りにされている理由が、今回も叱咤激励をいただく中でより深く知ることができました。**「いつか平田さんプロデュースで本を出したい」と密かに抱いていた夢も叶い、実に感慨無量です。ありがとうございました。**

編集のオフィスふたつぎの二木由利子（ふたつぎゆりこ）さんと宮原拓也（みやはらたくや）さんにも、大変お世話になりました。……いや、僕の制作が期日通りに進まずに本当にご迷惑をおかけしました。僕が遅れても、真摯に気持ちを受け止めていただき、そしてご対応いただいたことに心より感謝申し上げます。**二木さんと宮原さんの尽力なくして『医デ本』はできませんでした。**

『医デ本』は日本医療デザインセンターのメンバーの1人ひとりの取材、リサーチ、アイデア、そして活動によってできています。特に理事であり現役の外科医の野﨑礼史さんの監修は本当にありがたかったです。**日々多忙を極める中で、時間を割いて『医デ本』の査読をしていただいたことによって、医療従事者の視点や見解を取り入れ、内容や表現を磨くことができました。**大学時から尊敬している野崎さんと一緒に取り組めたのは、僕にとって大変感慨深いものがあります。

同じく理事の蒲原雄介（かもはらゆうすけ）さんには、**ライターとしての執筆はもちろんディレクターとして取材先との調整から制作チーム内での進行管理から、企画の相談役、イラストの校正まで多岐に渡って貢献いただきました。**僕の予定通りに制作が進行しない状況にかなりフラストレーションを感じたと思いますが、僕の中でのMVPは蒲原さんです。ライターを超越した活躍とそのバイタリティ、そして責任感に心より感謝申し上げます。前職を退職して独立した蒲原さんに声をかけた2年前の自分にも拍手を贈りたいと思います。

他にもタイトスケジュールの中で、かわいくてわかりやすいイラストを描いてくれた豊原亮子（とよはらりょうこ）さん、ご自身が書かれた記事内容を気前よく共有いただいた久保田好正（くぼたよしまさ）さんなど、**理事の1人ひとりの貢献によってできた『医デ本』は、コレクティブ・インパクトの1つのカタチなのではないかと考えます。**『医デ本』の制作を通して学んだことや失敗は、今後の僕らの大切な『知恵』になると信じています。

また、僕の両親にも心より感謝申し上げます。ここまで大きな病気もせずに活動に打ち込めているのは、健康に産んでくれて育ててくれた両親のおかげです。幼少の頃は自分にはない要素に目がいきましたが、歳を重ねていくにつれ自分がいかに恵まれてきたかに目がいくようになりました。ありがとうございます。

『医デ本』は、ここで名前を挙げられなかった人たちも含めて、ここまで僕らに関わってくれた人たちとの「集大成」です。あらためて、本当にありがとうございました。

# ▌今日から現場で使いたくなる 医療デザインの入門実践書

『医デ本』の出版が決まったのが2022年の5月。出版までなんと1年半がかかってしまいました。1年半前から楽しみにしてくれた方、そして1年前にクラウドファンディングを通じて支援していただいた方には、ここまでお待たせしてしまったことを心よりお詫び申し上げます。

この1年半の間にも、**次から次へと素晴らしい出会いがあり、そしてそのたびに追加で『医デ本』に掲載したい欲求にかられたのは本当に嬉しい悩みでした。**時期と紙面の都合上、載せられなかった人、活動、メソッドがたくさんあります。これらを社会に今後も様々なかたちで発信していきたいという願望が今後の僕たちの原動力になるでしょう。

最後に。この本は『入門実践書』です。**あなたの職場、あなたの地域で誰も行動している人がいなければ、"ファーストペンギン"になるチャンスです。もし、すでに活動している人がいたら、フォロワーシップを発揮して、ぜひその人の活動に乗っかってみてください。**『今日から現場で使いたくなる 医療デザインの入門実践書』として、今から試しみよう！と思ったことを、まずは、やってみましょう。やってみたら、見えることがあります。見えたら、できることがわかります。
徹底的な『観察』から見えるものがあります。
手を動かして初めて見えてくることがあります。

行動したらムーブメントが起きるとは限りませんが、
行動しなければムーブメントは起きません。

まだ、間に合います。
やればできます、必ず。
1つひとつ前へ進めましょう。

医療デザインで、世界に驚きと喜びを。

一般社団法人 日本医療デザインセンター
代表理事　桑畑 健

# 巻末解説　さぁ、医療デザインを始めましょう

**人はだれでもデザイナーである。ほとんどんな人でも、われわれのすることはすべてデザインだ。（パパネック、1971）**

※ヴィクター・パパネック、阿部公正 訳『生きのびるためのデザイン』晶文社、1974

本書の冒頭でも述べられているように、デザインは日々の"創意工夫"です。しかし、「デザイン」がどういうものかなんとなくわかったが、自分の日常にどう取り入れたら良いのか、まだよくわからない……。そんな方も少なからずいることでしょう。

生活の全てがデザインと考えるなら、医療行為や健康管理もまたデザインと呼べるわけです。自身が専門とする実践の中で大切にしている考え方や手段（＝デザイン）を所属するコミュニティの運営や患者さんをはじめとする周辺の方達との関わりにも応用してみることから始めてみてはいかがでしょうか。

## マイナスをゼロにする課題解決型デザイン

既になんらかの問題や課題を感じており、これを取り除きたいとしたら。

- ・その問題を緊急手術で丸ごと切除
- ・なんらかの薬＝道具を使ってその問題に直接働きかけて徐々に影響力を弱める
- ・問題の部分を回避してことが進むようなバイパスを作る
- ・しばらく放置して様子を見る……

など、対症療法的な選択肢はすぐに頭に浮かぶでしょう。

問題の本質が掴めない場合はその原因を探り、問題発生のメカニズムを解明して発生を防ぐ方法も考えられます。こうした方針の選択肢の中からどれかを選ぶ、あるいは優先度をつけて順に試していくことで問題の継続を食い止めることができるはずです。

方針が決まれば、それを具体的にどのような方法で実践すればよいかを検討します。実践にあたって、デザイン分野においては、ラピッドプロトタイピングという手法があります。これは、まず早い段階で小さく試して、その方針の有効性を評価して失敗のリスクを回避する手続きです。医療行為では失敗は許されませんが、**デザイン活動では小さな失敗こそ次につながる重要な知恵として蓄積されます。**

## ゼロをプラスにする可能性呈示型デザイン

現状でもそこそこ満足だがもっとよくしたい、組織に何か新しい価値を生み出したい、といった思いを叶えるためのデザインを考えてみます。この場合は、予防や健康維持、体力増強や肉体改造などをイメージしてみてはどうでしょう。新たなチャレンジを実践するためには、

目指すべき方向や未来のあり方を示すヴィジョンが必要です。ヴィジョン構築はデザイン実践の重要なプロセスでもあり、コミュニティメンバーの中でよく議論して共有しておく必要があります。**現状を観察してその特徴やこれから進むべき方向が定まったら、必要な施策をラピッドプロトタイピングで感触を確認しながら、徐々に変革を浸透させていくことになります。**

## デザイン文化を醸成する活動構成型デザイン

一般にデザインプロジェクトは一話完結型で、ある課題やテーマについて改善のための解が一旦示されると、それを維持管理することに意識が向かってしまい、結果として新たな硬直化や問題発生の種が生み出されてしまう、ということは少なくありません。

**プロジェクト単位で結果を出すことよりも、小さなデザインを試しながら創造的なコミュニティであり続けるための組織文化を作ることも重要と考えられます。**組織を1つの生命体と考えるなら、太り気味ならダイエットを、ストレスをかけすぎたらリラックスの時間を、というように常に環境や業務の質の変化をモニタリングしながら柔軟に対応できるデザイン施策を実施し続けられる組織づくりをしたいところです。小さなデザインチームやコミュニティが生まれやすくするために、様々な工夫が可能なはずです。

本書に示された、医療分野におけるデザイン活用の視点を自分ごと化していくために、あなたの専門性をデザイン手法として応用してみることで、あなた自身の医療デザインのはじめの一歩を踏み出していただければ、医療や福祉の未来は明るいと確信します。

ちなみにデザイン活動は、料理やスポーツ、様々な趣味や学問にもたとえられます。これから様々なデザイン実践を重ねて、**あなたならではの医療デザイン論や手法を構築していただけたら、素晴らしいことだと思います。**

<sup></sup>はらだやすし
**原田泰**

株式会社デザインコンパス 代表 ｜ 公立はこだて未来大学 特任教授 ｜ 博士（感性科学）

筑波大学芸術専門学群卒業。博士（感性科学／筑波大学）。凸版印刷(株)、（株）リクルート、筑波大学（芸術学系）、多摩美術大学（情報デザイン学科）、千葉工業大学（デザイン科学科）、公立はこだて未来大学（情報アーキテクチャ学科）などでデザイン実践・教育・研究に携わる。情報デザイナーとして、知識・経験の視覚化をテーマとした表現プロジェクトに軸足を置きつつ、「誰もがデザインする社会」を目指して、地方都市やその周辺地域でのものづくりや一次産業支援ためのデザイン普及活動を行なっている。著書に『図解力アップドリル』（ワークスコーポレーション）などがある。

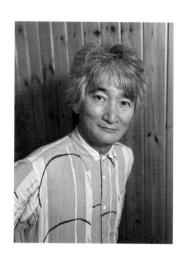

# 参考文献

須永 剛司『デザインの知恵 情報デザインから社会のかたちづくりへ』フィルムアート社、2019 年

エレン・ラプトン、須永 剛司『デザインはストーリーテリング「体験」を生み出すためのデザインの道具箱』,ヤナガワ智予 訳、ビー・エヌ・エヌ新社、2018 年

情報デザインフォーラム、山崎 和彦、浅野 智、上平 崇仁『情報デザインの教室　仕事を変える、社会を変える、これからのデザインアプローチと手法』丸善出版、2010 年

山崎 和彦、浅野 智、安藤 昌也、上平 崇仁、木村 博之、小池 星多、原田 泰、脇阪 善則、情報デザインフォーラム『情報デザインのワークショップ』丸善出版、2014 年

ロバート・ヤコブソン『情報デザイン原論：「ものごと」を形にするテンプレート（情報デザインシリーズ）』篠原 稔和 , 食野 雅子 訳、東京電機大学出版局、2004 年

原田 泰『デザイン仕事に必ず役立つ 図解力アップドリル』ワークスコーポレーション、2010 年

原田 泰『手描きで考え、伝える　図解表現使いこなしブック』日本能率協会マネジメントセンター、2012 年

原田 泰『［動く］図解力アップドリル』ワークスコーポレーション、2013 年

上田 信行『プレイフル・シンキング』宣伝会議、2009 年

上田 信行『プレイフル・シンキング［決定版］：働く人と場を楽しくする思考法』宣伝会議、2020 年

永井 一史『これからのデザイン経営ーー常識や経験が通用しない時代に顧客に必要とされる企業が実践している経営戦略』クロスメディア・パブリッシング（インプレス）、2021 年

篠原 稔和『人間中心設計におけるマネジメント HCD ライブラリー・シリーズ』近代科学社、2022 年

アネミック・ファン・ブイエン、ヤープ・ダールハウゼン、イェル・ザイルストラ、ロース・ファンデル・スコール『デザイン思考の教科書　欧州トップスクールが教えるイノベーションの技術』石原 薫 訳、日経 BP、2015 年

レナード・L. ベリー、ケント・D. セルトマン『全米 No.1 クリニックが教える最強のマネジメント』近藤 隆文 訳、アチーブメント出版、2018 年

ダニエル・オーフリ『患者の話は医師にどう聞こえるのか』原井 宏明、勝田 さよ 訳、みすず書房、2020 年

ダニエル・オーフリ『医療エラーはなぜ起きるのかーー複雑なシステムが患者を傷つける』原井 宏明、勝田 さよ 訳、みすず書房、2022 年

病院マーケティングサミット JAPAN『小倉記念病院の V 字回復に学ぶ 最高収益を生み出す 病医院マーケティング』日経 BP、2021 年

SSIR Japan『これからの「社会の変え方」を、探しにいこう。ーースタンフォード・ソーシャルイノベーション・レビュー ベストセレクション 10』SSIR Japan、2021 年

issue+design project、筧 裕介『地域を変えるデザインーーコミュニティが元気になる 30 のアイデア』英治出版、2011 年

SSIR Japan『スタンフォード・ソーシャルイノベーション・レビュー 日本版 04ーーコレクティブ・インパクトの新潮流と社会実装』SSIR Japan、2023 年

キャサリーン・ケリー・ヤヌス『ソーシャル・スタートアップーー組織を成長させ、インパクトを最大化する 5 つの戦略』高崎 拓哉 訳、英治出版、2020 年

デイヴィッド ピーター ストロー、『社会変革のためのシステム思考実践ガイドーー共に解決策を見出し、コレクティブ・インパクトを創造する』小田 理一郎、中小 路佳代子 訳、英治出版、2020 年

ボン・ク、エレン・ラプトン『ヘルスデザインシンキング デジタルヘルス / ヘルステックに向けて：医療・ヘルスケアのためのデザイン思考実践ガイド』百合田 香織 訳、ビー・エヌ・エヌ、2020 年

ジャスパー・ウ、見崎 大悟『実践 スタンフォード式 デザイン思考 世界一クリエイティブな問題解決（できるビジネス）』インプレス、2019 年

William Lidwell、Kritina Holden、Jill Butler『Design Rule Index 要点で学ぶ、デザインの法則 150』郷司 陽子 訳、ビー・エヌ・エヌ新社、2015 年

茨木 保『ナイチンゲール伝 図説看護覚え書とともに』医学書院、2014 年

武部 貴則『治療では遅すぎる。：ひとびとの生活をデザインする「新しい医療」の再定義』日経 BP 日本経済新聞出版本部、2020 年

大石佳能子『DESIGN MY 100 YEARS 100 のチャートで見る人生 100 年時代、「幸せな老後」を自分でデザインするためのデータブック』ディスカヴァー・トゥエンティワン、2019 年

柳澤 大輔『鎌倉資本主義』プレジデント社、2018 年

柳澤 大輔『空飛ぶ思考法』サンマーク出版、2010 年

田口 一成『9 割の社会問題はビジネスで解決できる』PHP 研究所、2021 年

加藤 昌治『考具 ―考えるための道具、持っていますか？』CCC メディアハウス、2003 年

筧 裕介『ソーシャルデザイン実践ガイド――地域の課題を解決する 7 つのステップ』英治出版、2013 年

筧 裕介『持続可能な地域のつくり方――未来を育む「人と経済の生態系」のデザイン』英治出版、2019 年

矢田 明子『コミュニティナース ―まちを元気にする "おせっかい" 焼きの看護師』木楽舎、2019 年

広井 良典『人口減少社会のデザイン』東洋経済新報社、2019 年

小澤 竹俊『死を前にした人に あなたは何ができますか？』医学書院、2017 年

小澤 竹俊『折れない心を育てる いのちの授業』KADOKAWA、2019 年

小澤 竹俊『今日が人生最後の日だと思って生きなさい』アスコム、2016 年

佐々木 淳『在宅医療カレッジ: 地域共生社会を支える多職種の学び 21 講』医学書院、2018 年

たちばな いさぎ、千場 純『マンガでわかる 後悔しない！ わが家での看取り』主婦の友社、2020 年

副島 賢和『あかはなそえじ先生の ひとりじゃないよ―ぼくが院内学級の教師として学んだこと（教育ジャーナル選書）』学研プラス、2015 年

副島 賢和『はなれていても、だいじょうぶ - 今こそ伝えたい、院内学級で教員として学んだこと（教育ジャーナル選書）』、学研プラス、2020 年

D. A. ノーマン『誰のためのデザイン？ 増補・改訂版 ―認知科学者のデザイン原論』岡本 明、安村 通晃、伊賀 聡一郎、野島 久雄 訳、新曜社、2015 年

山崎 亮『ケアするまちのデザイン: 対話で探る超長寿時代のまちづくり』医学書院、2019 年

安斎 勇樹、塩瀬 隆之『問いのデザイン: 創造的対話のファシリテーション』学芸出版社、2020 年

上平 崇仁『コ・デザイン ―デザインすることをみんなの手に』NTT 出版、2020 年

石川 マサル、フレア『絵ときデザイン史〈歴史が苦手な人、食わず嫌いの人も、これなら覚えられる！画期的なデザイン史の本！〉』エムディエヌコーポレーション、2015 年

久保 華図八『人が育つゴールデンルール 64』内外出版社、2019X 年

久保 華図八『経営者には、幸せにするべき 5 人の人がいる』日経 BP、2016 年

行徳 哲男『感奮語録』致知出版社、2011 年

平田 静子『そういえば、いつも目の前のことだけやってきた』マガジンハウス、2015 年

倉本 美香『未完の贈り物 娘には目も鼻もありません』産経新聞出版、2012 年

トム・ラス『さあ、才能（じぶん）に目覚めよう 新版 ストレングス・ファインダー 2.0』古屋 博子 訳、日本経済新聞出版、2012 年

西村 佳隆『ビジネスリノベーションの教科書――最小のリスクで最大の効果を上げるヒケツ』自由国民社、2017 年

蒲原 雄介、藤原 友亮『Web ライターのための営業の教科書「営業が苦手」なあなたも収入を伸ばせる！』2022 年

池田 由里子、久保田 好正、保坂 和輝、伊東 誠三『リハビリテーション×ライフ ～暮らしのリノベーション・住宅改修と住環境整備 7 つの新常識』gene、2018 年

## Staff

出版プロデュース：平田静子（ヒラタワークス株式会社）
編集：オフィスふたつぎ
監修：野﨑礼史
解説：石川淳哉、原田泰
執筆：蒲原雄介
企画：西村佳隆
デザイン：桑畑健
イラスト：豊原亮子
校正：宮原拓也


## 医デ本
### 今日から現場で使いたくなる 医療デザインの入門実践書

2023年12月5日　第一刷発行
著者：一般社団法人 日本医療デザインセンター
　　　〒248-0006 神奈川県鎌倉市小町1-3-7 大石ビル2F
　　　https://mdc-japan.org
　　　info@mdc-japan.org
発売：株式会社玄文社　後尾和男
　　　［本　社］〒108-0074東京都港区高輪4-8-11-201
　　　［事務所］〒152-0811 東京都新宿区水道町2-15 新灯ビル
　　　https://genbun-sha.co.jp/
　　　info@genbun-sha.co.jp


印刷所　新灯印刷株式会社